《新百年华山文化》系列丛书之五

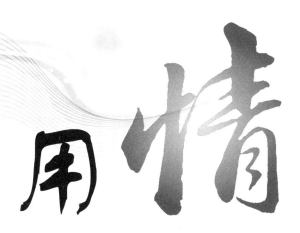

用情

呵护生命

——复旦大学附属华山医院护士文集

丁　强　顾小萍　主编

U0336507

复旦大學出版社

内 容 提 要

　　《用情呵护生命》是《用心守护生命》姐妹篇，由华山医院(简称华山)护理人员编写。全书分为 5 篇，即学习与成长篇、服务与满意篇、专科与安全篇、交流与合作篇、爱心与奉献篇。护理人员用自己的感受、亲身体会，描述了一个一个简单而温情的故事，全面展现华山人"厚德、仁术、创新、奉献"精神。这是华山护理对华山建院 110 周年最好的献礼。

前言

随着岁月流逝,我们的人生也变得更加丰盈和精彩。在我们身上、身边总有一些印象深刻、受益匪浅的故事。这些故事不一定宏大或著名,甚至还会略显普普通通、平平淡淡,可一旦拿出来与读者分享,就能产生奇特的共鸣与启迪,并释放出积极向上的价值与意义。护理的工作平凡而精彩,是用情感温暖生命的希望工程,使命光荣、意义重大。当然,"一个好汉三个帮,护理需要正能量",要把护理工作管理好、推进好,需要我们自身以及社会的方方面面培育并凝聚共识,从而形成呵护和发展护理事业的伟大力量。在这样的背景下,这本真实展示护士身边故事、客观传递情感的《用情呵护生命》便应运而生了。

《用情呵护生命》是几年前华山医院(简称华山)护理部承编《用心守护生命》的姊妹篇,更希望是《用心守护生命》的升华。本书从5个纬度展示用情呵护生命的内涵,主要包括以下。

1. 学习与成长:既有新护士的成长感悟、带教老师的培育心得;也有华山东院、北院从布局到开业,再到建设发展过程中,护士们共同成长的体验;还有通过努力成为心理咨询师、成就更好的自己的优秀护士养成日记。总之,将尽可能呈现华山护士真实的成长之路、学习之路。

2. 专科与安全:这是华山护士专科路途点滴叙事。分别讲述护士运用专科技能为患者提供专业护理的体会,有伤口治疗、静疗、腹膜透析、血液透析等方面,也有在肝移植、神经内科、神经外科等病房工作中护理危重患者的切身体会。

3. 服务与满意:护理工作的宗旨是带去健康、让患者满意。华山护士在践行优质护理服务的过程中用情表达——从优质护理服务开展以来，华山护士倾力投入优质护理服务活动之中，用爱心抚慰患者的伤痛，为患者排忧解难；用关心满足患者的需求，让患者感受温暖。这些故事中有血液科护士为患者求生的点滴希望而付出的倾情努力；有急诊室护士为保障患者安全处处散发的洪荒之力；有神经内科护士为责任制延续护理的尽心尽力；也有神经外科护士为抢救患者竭尽全力……这些汇成的情感海洋，给我们的医疗以可贵的温度。

4. 交流与合作：主要呈现华山护士在走出去、请进来过程中的感悟、实践、收获。自 2010 年起，华山护理就与全世界多家著名医院实现互访，至今已派遣百余人次。相互合作，共同交流，收获了国际视野和友谊，展现了华山的风采和力量。华山作为国内著名的大型综合性三甲医院，每年接收百余名来自全国各地的护理进修人员，他们在华山学习的岁月里，了解华山、熟悉华山、深爱华山，体会着华山的关爱，感悟着华山的人文。

5. 爱心与奉献：华山作为中国红十字会唯一冠名的医院，承担着志愿、救灾、援助、自愿器官捐赠等工作，在公益性方面有更加光荣的担当。华山护理志愿者服务，有去养老院、基层医院；也有援滇、援藏、援菲；还有赛事保障、灾害救援，他们用志愿服务朗读，并写下了奉献过程中的心灵感悟。

这本《用情呵护生命》全面展现了华山人"厚德、仁术、创新、奉献"的精神。华山护士以厚德之心守护着医疗质量与安全、提升着患者满意度；以仁术之心，广学习、多涉猎，为患者提供更加优质、规范和超值的服务。我敢说，这是华山护理对华山建院 110 周年最好的献礼。

华山护理是国家重点临床专科建设项目，也站在向患者传递情感的最前沿。愿华山护理不忘 110 年前建院时的初心、不负百姓对国家重点的期待，呵护这份神圣的事业、推动从护理理念到方法的进步。愿这本《用情呵护生命》承载的情怀与精神，在华山建院 110 年的新起点上，勉励我们继续前行、再创辉煌！

丁强

2017 年 10 月

Foreword

It would be impossible to tell the story of Huashan Hospital without telling the story of the nurses who for 110 years have cared for the patients and families of Shanghai, and beyond, with expert clinical knowledge, judgment, compassion and care. While nursing is a very visible profession with the white uniforms and caps, it is often not fully understood. Nurses are at the patients' side at times of great joy and sadness; their knowledge and experience can alert other members of the team when a patient's condition has changed, teach a patient how to manage their illness and live a healthy life. The book you are holding, "Care for Life with Love" will help all who read it to truly understand the unique role nurses play in the lives of patients and in health care. In this book, Huashan Hospital nurses tell the stories of their work, their commitment and passion for their patients, their colleagues and for working with all members of the team to create a hospital where safe high quality care thrives.

The book is organized in five parts each reflecting the unique role nurses have in the care of patients and success of Huashan Hospital, the five parts are:

- Lifelong learning and professional development
- Service to others and professional satisfaction
- Love and dedication to patients and Huashan Hospital

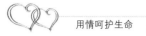

- Specialization and safety

- Communication and collaboration

In each part, you will be as we were, as we read the stories of Huashan Hospital nurses, the nurses we have known and collaborated with since 2010; through visits between our hospital Massachusetts General Hospital in Boston Massachusetts in the United States and Huashan Hospital. Through these visits we worked together to create a culture where the sharing of stories helped define excellence in nursing practice, commitment to patient and family centered care and a culture of excellence.

This book contributes to rich legacy of nursing at Huashan Hospital and will serve as a reminder to all who read it, that for a hospital to be great, it must first have a great nursing service; Huashan Hospital is a great hospital.

Massachusetts General Hospital

Jeanette Ives Erickson

09. 2017

目　录

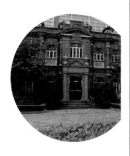

第二篇 ── 服务与满意

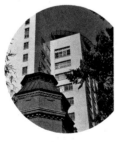

第三篇 — **专科与安全**

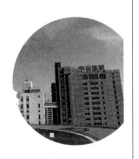

第四篇 — **交流与合作**

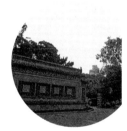

第五篇 ── **爱心与奉献**

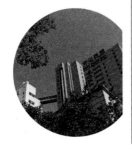

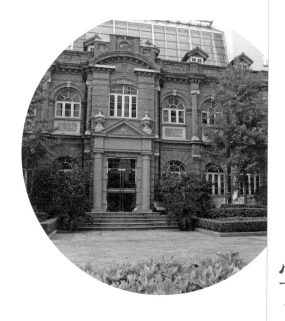

学习与成长

第一次体会救死扶伤的意义，第一次明白天使背后的神圣使命。不忘初心，初心不忘，一路奔跑，不管前路有多少艰难险阻，携手同行，共同学习，一起成长。

从服务明星到护理劳模，从护士新手到资深的护理专家，无论是在东院还是在北院，无论是带教护生，还是完成心理咨询师的考核，他们在各自的修行中，完成自我蜕变，慢慢成长，成就更好的自己。这是一条成长之路，这是一条学习之路。

百余年花开花谢，几代人春来秋往，有一群人不分昼夜，守护心中的希望，像一粒种子，蕴含着代代相传的梦想。飞扬的青春挥洒在这片热爱的土地上，永远的激情奉献给所钟爱的护理事业。

护理之路，看似简单却又复杂。这条路充满汗水与泪水，因为爱却无法止步。这条路充满付出与奉献，因为"心"却义无反顾。这条路充满误解和危险，因为"情"却永不退出！

因为对事业有最深的爱，所以才不眠不休；因为对生命有更深的理解，所以才不离不弃。

心中一团火，守着誓言，从未熄灭。

百余年的传承，站成了一块礁石，任凭风吹雨打。心中有一个梦，在那里，华山的旗帜永远飘扬；心中有一片海，在那里，华山的风帆从未落下。

一群人，一条路，一颗心，一面旗。

授人以技亦授人以心

急诊科　雷　玮

导读

　　每位踏入职场的新人,都曾经历过一个从忐忑不安、渴望帮助,到融入团队、熟悉环境、逐步适应,最终胜任工作的过程。新人需要专业指导,更需要心理呵护。

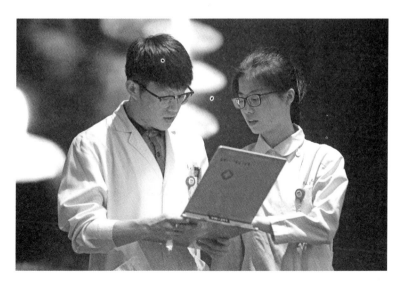

　　当初,我怀着好奇和未知走上工作岗位,成为一名护理人员。回忆当初点滴,依然清楚地记得护士长教我的第一课:身穿洁白的护士服、头戴燕尾帽,迈

着轻盈的步子,微笑地走向患者。工作过程中,我忐忑紧张过,也感动释然过,作为新护士的心路历程让我感触颇深。

虽然之前有过骨科的实习经历,但此刻的我与大多数新职工一样,都怀有一份忐忑和紧张。记得上班的第一天,不管是在护士值班室还是在病房,我都小心翼翼,不知如何与同事沟通,不明白具体的工作方式。就在此时,护士长主动帮助我熟悉环境,对工作的初步要求和整体规划进行了交流,拟订了计划,并开始进行循序渐进的培训。不知不觉中我的不安和焦虑渐渐消失了,随之产生了一股对工作的渴望。

回顾自己的工作经历,我觉得入职最初的环境介绍和交流对缓解新护士的心理压力非常重要,良好的沟通有助于新护士融入团队,引发获得信任和表现自我的激情;而根据护士自身特点制订的培训计划更具有针对性和科学性,循序渐进的培训模式有利于新职工更好地掌握和吸收相关内容,更快地融入新环境。

从一对一带教到独立当班再到游刃有余的工作,每个阶段都是一次自我挑战和不断进步的过程,而两个阶段之间的过渡期是最艰难和辛苦的,每个过渡阶段都需要理论和实践的累积和突破。新护士要胜任岗位工作,面对的工作压力确实很大。由于新的技能和知识需要一次次的复习和强化,而精力和时间是有限的,这就可能会出现精神紧绷、焦虑等反应,因此适时的心理疏导显得很有必要。在我工作3个月后便开始独立上中夜班,当时护士长对我说"这个阶段是比较辛苦的,如果你觉得强度有点大,及时跟我沟通,我会适当放慢节奏。"那一刻我莫名地哽咽了,或许护士长并不知道,她那简短的叮嘱会给予我多大的安慰和鼓舞。有时候就是这样,忙得晕头转向时会忘记自己的疲倦以及深埋在内心的压力,此时一些关心、一点安慰,就能产生勇气。

对于刚入职的护士,面对的不仅是全新的知识、技能,更是陌生的群体。护理部最初倡导的一对一带教使我深深受益。这种带教方式使我获得的知识和技能具有连续性和针对性,带教老师的丰富经验和持续鼓励也让我敢于尝试更多新的事物,促使我不断进步。当然,我偶尔也会听到其他同伴的小抱怨,原因也是一对一的带教,如果带教老师的性格、做事风格和自己不一致,容易给新护士带来精神负担、甚至产生负面情绪。一位同伴曾说自己下班回家后,主动寻找励志书籍进行自我安慰和鼓励。一对一带教的初衷不仅是传授知识,还包括发现新护士工作、学习和心理上的问题,并有针对性地进行引导。作为带教老师,同样也应该重视新护士学习过程中的心理变化,做好沟通和疏导工作。面对压力时,自我缓解和不断反省固然重要,而带教老师的包容、耐心和鼓励同样也是一剂良药。

护理工作不仅需要精湛的技术,更需要艺术,对于新职工的培训和教育来说亦是如此。我很庆幸在自己身边有这样一群快乐善良的天使,不仅教会我知识,也给予我无数的支持和感动,让我可以积极面对工作,微笑面对生活。

在骨科,每个人都是我的老师,每件事都让我收获满满的经历。第一次得到患者的称赞,让我自信地迈进一间间病房;第一次接受患者的批评,成为我不断成长进步的动力;第一次体会救死扶伤的神圣,让我明白能力越强责任越大的使命;第一次眼睁睁看着生命流逝,让我更珍视每一个生命的尊严和希望……这些快乐的、悲伤的、激动的、感动的点点滴滴,将会留在我生命之中。

不忘初心，携手同行

骨科　梁静娟

 导读

2013 年护理部安排护士管理者、资深护士参加上海师范大学组织的心理咨询师培训。经过一年半的学习，已经有多名护士获得二级和三级心理咨询师证书。他们在护士培养中不但授人以技，更授人以心。

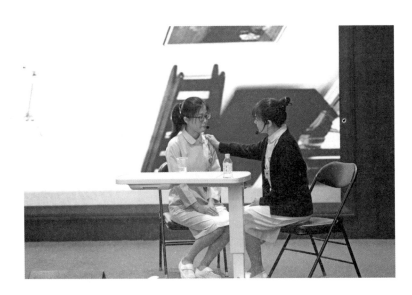

格林里夫认为，领导者是为员工服务的，要扶持员工走好每一步，同时不断发掘他们最好的一面，然后告诉他们。作为一名临床护士长，想从自身的经历

以及心理学的角度,对如何与新员工共同成长谈谈浅见。

面对每一位入职的新人,见面第一句话我都会问:"你喜欢、愿意做护士吗?"其实答案本身并不重要,我需要通过对这些答案的分析,了解新护士的职业志向、职业兴趣、职业价值观,从而在我脑海中初步形成对这些新人个体的培养计划。刚刚学校毕业的学生,没有太多的工作经验,如一张白纸,但同时可塑性也非常强。作为护士长,我希望可以在职场和他们一起努力,指导并协助他们"画"好职场的处女作。

虽然岗前集体培训会教会他们一些通用知识,但由于培训是在不工作的状态下进行的,所以不能直接教会他们如何工作。新员工培训的重点实际上是从分配到工作岗位那一天开始的,所有的责任都在工作中得到体现。虽然培训的标准是统一的,但由于每个人都是独立的个体,方式不可能绝对统一,需要根据临床的特性和新员工的个性差异有的放矢、因材施教。所以除了安排"一对一"的带教老师之外,我喜欢"手把手"地教这些新人,在工作过程中观察、跟踪、重塑、认可他们,并不断因人而异地调整培训计划。譬如:通过入区介绍,建立良好的第一印象,消除上下级之间的距离感和陌生感;通过基础护理操作,摸底他们的操作技能及职业素养,及时规范他们的护理行为,在失误时,通过示教帮助他们获得信心;在与患者交流时,提醒他们如何换位思考,理解患者"唠叨"背后的需求,并学会在交流中发现问题,解决问题,提高专业知识,解惑的过程也是年轻人自我学习的好机会;在进行个案护理时,通过逻辑提问,循循善诱,帮助他们建立临床评判性思维的能力,激发学习兴趣;在分析点评时,通过叙事护理,经典案例分享,让他们在成功和失败的故事带来的情感冲击中提升职业使命感、责任感和价值感。

青年人的职业意识是伴随着个人身心成长而变化的,所以需要以发展的眼光,去理解、保护他们的热情并给予指导。在此分享一个发生在本科室的真实事例。一位姑娘在工作中曾经犯了一个很大的错误,心神不宁,她以为会被我严厉地责备和批评。看到这一幕,我先把她约到休息室,然后温柔地告诉她:"老师请你喝咖啡,你现在的情绪不适合继续工作,停一停,静下心来,我陪着你。"待她紧张的心情逐渐放松后,我再与她一起回顾了事件经过,共同分析产生错误的原因,找出了问题根源,还和她分享了我年轻时发生的故事,让她觉得犯错误并不可怕，关键是我们面对错误时的态度和今后努力的方向。事后她哽咽着告诉我："这杯咖啡好苦，因为自己心里苦，辜负了你对我的期望。"作为护士长，我适时示弱，尝试去理解和尊重员工的感受，使彼此建立开放的交流渠道，以及尊重和信任，也增加了我们各自的责任感和亲密度；同时在观点交流和思想碰撞中，双方教学相长，共同提高。自从那杯咖啡开始，她再也没犯过此类错误，真正成长提升了。有些事细节虽小，看似微乎其微，但却帮助员工在潜意识中产生了正激励，对员工形成应有的职业素质，起到了良好的促进作用。

霍兰德的人职匹配理论认为：由于个体心理特征不一，我们需要寻求能发挥能力、展示自身价值与自己相适合的职业环境。所以当个体对职业兴趣态度不一、领悟程度不一时，团队人员的表现良莠不齐在所难免，所以护士长要坚持"士兵突击"中不抛弃、不放弃的精神，陪伴、指导他们逐步改善提高，并及时给予肯定、信任，帮助新员工在工作中体现自身价值，树立必胜的信心。作为护士长，我坚定自己的理想，行胜于言，怀揣热爱，坚持引导新人适应职场环境，帮助新人规划职场生涯，创造适合新人成长的职业环境。希望自己像一盏明灯，点亮他们心里最柔软的地方，教会他们用微笑、自信、尊重、仁爱之心和坚定的信念在护理道路上走下去。不忘初心，携手同行，方得始终！

自我蜕变,共同成长

 导读

　　学习的快乐伴随着美好的成长。当一位获得心理咨询师资格的护士长将所学知识用以帮助自己、家人、同事、患者和家属自我成长时,竟是如此的幸福。这是心理咨询助人、自助的精髓所在,也是一位普通的临床护士长参加心理学培训后,运用于实际工作的点滴心得。

　　从呱呱坠地的婴儿到懵懂少年,从意气风发的青年到成熟稳重的中年,成长伴随着我的每一个人生阶段,时光中记载着我留下的每一个足迹。

　　曾经有许多困惑:如对正值青春期的女儿教育问题;自己人近中年,生活、家庭、工作、事业如何平衡;作为一名医务工作者,每天要处理大量的医、护、患矛盾,如何更好地积极应对等等。2012年12月,在医院和护理部领导的支持和鼓励下,我完成了为期两年的心理学专业课程研修并获得二级心理咨询师资质,从此以后,逐渐完成自我蜕变。

　　我是一名医务人员,通过心理咨询的学习,让我了解了罗杰斯的人本主义理论,在工作中换位思考,为医生、护士、患者及家属提供人性化的服务。心理咨询师不仅是说的工作,更是听的工作,要学会倾听、共感,设身处地地为来访者提供倾诉的机会,积极关注来访者的心态、情绪和诉求,寻找并发现他们的闪光点。心理咨询是一个助人、自助的过程,我们要启发来访者发现内心冲突,纠

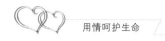

正认知曲解,从而帮助他们更好的认识自我,发展自我,最终自我成长。

曾记得,一位急诊护士病假返院后,被调配到重症监护室(ICU)支援工作。由于适应问题,加之该护士丈夫被调到外地工作半年,孩子年幼无人照顾,产生焦虑和沮丧情绪,无心工作。我发现了她的变化之后,首先主动找她面谈,耐心倾听,了解她焦虑的原因、顾虑的问题、家庭的困难等,并给予积极关注。赞许她对家庭、孩子的关爱,对工作的付出等,共同探讨解决的方法。其次是合理排班,兼顾其接送孩子等事宜,同时建议她整合家庭成员优势,发挥家人的协助作用。第三是鼓励她与同事加强沟通,充分吸取平衡家庭、工作关系的成功经验,在团队中积极主动地营造相互关心、相互帮助的良好氛围。最后对其由于焦虑产生的睡眠和饮食问题,建议她积极进行心理调适、睡前喝牛奶、听舒缓音乐,必要时服用助睡眠的药物等方法。通过2次的咨询谈话互动,该护士逐渐适应了ICU的工作,同时平衡好工作和生活的关系。工作上也更加认真、努力,同事关系也更加融洽了。我在为她高兴的同时,也深深体会到帮助别人的快乐和喜悦。

曾记得,我院ICU收治的一位突发胆源性胰腺炎合并多脏器衰竭的92岁老年女性患者。入院时呈昏迷状态,行气管插管、呼吸机辅助呼吸。患者大女儿李女士悲痛欲绝,情绪低落,整日以泪洗面,还经常发呆,家人很是担心,他们找到我,希望得到帮助。我经过沟通,了解到老太太一直与李女士生活在一起,李女士的儿子从小由老太太带大,和外祖母感情深厚。此次国庆全家出游,母亲突发重病入院,李女士觉得很内疚,自责自己没有照顾好。自母亲重病2周以来,她常常无缘无故伤心难过,严重失眠,无法正常工作与生活,甚至觉得生活没有意义。针对李女士表露的情况,我从心理疏导的角度,采用共情、倾听等方式引导她宣泄负面情绪,帮助她认识内心冲突,从而了解自我;同时建议李女士一家建立社会支持系统,让她的家人共同参与,分担压力,帮助李女士缓解因母亲突患重病引起的消极情绪。虽然最终老人还是离世了,但李女士已经能够面对现实并逐渐走出心理阴影。当她握着我的手,满含热泪,再三感激我对她帮助的时候,我很欣慰能够帮助到她和她的家庭,也希望他们能够相互支持,家庭和睦。

通过心理咨询师的学习和实践,我也完成了自我蜕变,慢慢成长起来,并在家庭和工作中应用自如,每天能怀着感恩的心悦纳自我,目标明确,脚踏实地,努力提高。面对高负荷的工作压力,作为一名重症监护室的护士长,我将一如既往为医护人员、为患者及家属努力工作,急他人所急,想他人所想,并很好地自我调适。此外,在处理人际关系方面,也颇有心得,所以朋友、家人、同事相处更加融洽。多一份信任,多一份理解,多一句问候,学会换位思考,一定会发现工作、生活每天都很美好。

正如韩寒说过:"人生的冷暖取决于心灵的温度"。在 ICU,我们见到了太多的喜怒哀乐、悲欢离合。当我将心理咨询知识学以致用,去帮助患者、家属、员工时,我认真倾听、积极关注、坦诚相待,帮助他们舒缓心理压力。而在帮助别人的同时,自己也会有不少感动和喜悦。

理解与被理解

普外科　徐　燕

导读

　　一次偶然机会,作者从一名临床一线护士"变成"临时管理者,身份的转变也带来了视角的变化。从护患二元关系中抽离出来,以一名管理者的第三视角来看待沟通时,有了新的发现。难解的护患矛盾,管理者与被管理者之间的隔阂,这一切的根源在于缺乏互相理解和互相尊重。理解和尊重他人不需要理由,它应该存在于你我的日常生活中。

　　一位尊敬的师长曾经说过,一个人,会反思才会有成长。此刻,我坐在电脑前,反省自己,脑海里闪现很多画面,最后重播如下画面。

　　当时,我来到新的病房担任带教工作不久,刚刚熟悉病房的工作,护士长便去了美国进修学习。我"临危受命",代理护士长的工作。这对我而言是一个极大的挑战,个中缘由不言而喻。3个月的时间过得充实而又收获满满,也遇到了不少大大小小的事情。我至今还记得当时发生的一件小事,这大概是每个病房司空见惯的一个护患矛盾,小到在任何一个护士长面前都不足一提。然而就是这样的一件小事,让我体验了从不同的角度去理解事情、理解人。

　　一天早上,我来到病房,看到走廊上多了一张床,很突兀。我问夜班护士,这张床为什么会放在走廊? 夜班护士气呼呼地说:你去问那个患者吧! 我问另

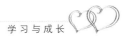

外一个护士,她告诉我,这个患者折腾他们一晚上不停歇。因为他同房间里有个术后患者用心电监护仪,监护仪报警出了问题,一个晚上不停地响。我知道病房里没有其他可用的监护仪能够替换,而这个患者忍受不了监护仪的滴滴声,就一直抱怨,一直找护士,最后索性自己把床拉到了走廊。

当班护士述说了该患者的种种"劣迹",我本想脱口而出:为什么不报修,或者为什么不去其他病房借。但是想到上完这个不太平的夜班,他们还尽力在解决问题并不断安抚患者,还受了一包气,如果我再这么问,即使没有责备,听起来大概也是在质问了,于是话到嘴边就变成了劝慰。然后我去跟患者沟通,该患者沟通起来也不是蛮不讲理,说自己听到那个声音时真的是快疯了,但也能理解别人手术后该设备是必须要用的。所以他没有抱怨监护仪,而是把矛头指向夜班护士,诉说了另外一件事情,认为这件事情让他感觉很不好,觉得护士态度不好,很没礼貌。

这似乎进入了护患矛盾的死胡同——事情我能理解,但是态度我不能接受。这大概是大多数患者方对护患矛盾的最后总结陈词了。护士被说得满腹委屈,患者的抱怨也算通情达理。我非常理解护士的辛苦,他们的委屈,这些是说不出看不见的;也理解患者在这样恼人的住院环境所受的身心折磨。我倾听了两边的说法,根据我的推测脑补了一下当时的场景。但是这毕竟只是推测,不能臆断,所以我能做的只有两边安抚,然后再解决问题。我非常感谢他们的倾诉,倾诉是一种信任,是希望被理解,所以我必须站在他们的角度去理解:各有各的立场、各有各的难处和委屈。安抚好两边的情绪以后,我开始考虑发生这件事情的根源。

千里之堤,溃于蚁穴。工作中的每一个小问题都是不容忽视的,它们往往暗示着某个大的隐患。问题本身只是一个表象,任何问题的出现都有其原因。我认为人都会犯错,都会有自己的个性,但是一件事情的发生,个体因素只是其中的一部分,而这一部分往往也是最难改变的,那么就去改变其他能改变并且更有效的因素吧。

报修监护仪后,我分析了其中的原因。原来前一天早上交班的时候,夜班护士抱怨说:"这个监护仪吵死了",当时我也在场,因为只是轻描淡写的一句,我并没有在意,监护仪报警是一定要响的,不然会有安全隐患。于是到第二天就发生了这样的事情。虽然前一天晚上就出现了这个问题，但由于没有患者抱怨就听之任之了，直到出现这种局面。这是一种诟病，不会预见到事情可能会产生的后果。即使没有患者投诉，也应该想到这种噪声会给患者带来痛苦。我首先反省自己，如果当时我能留心多问一句，也不会弄得整个房间患者一夜不眠，夜班护士整晚不得安宁。第二天晨会，我讲了这件事情，并检讨自己因为没有及时处理这件事，造成了护患矛盾，给夜班护士带来困扰，也说了以后遇到类似的事情应该怎么去做。我不擅长批评教育别人，只希望通过自我检讨，带动大家去检讨自己。

每个人都希望自己能被理解，那么首先从理解他人开始吧。护士与患者之间需要互相理解、互相尊重，并且护士应该首先对患者表示理解和尊重，这样才能建立良好的护患关系。通过这几个月的管理工作，使我更能理解上级管理者，我们可以向他们诉说自己的难处和委屈，而他们其实也会有，但他们遇到问题不是抱怨，更不是推诿，而是更多地去了解、找原因、提措施，进行整改。而我们，作为一名临床一线的护士，也应当做好自己的工作，善于发现问题，多沟通早解决。消除沟通隐患，人人有责。

如果大家都能坦诚沟通，互相理解，效率会更高，世界也会更美好。

理解与尊重

重症监护室　林　琳

 导读

　　"理解是尊重的前提,尊重是理解的结果"。下面来听听重症监护室护士用自己亲身体验来诠释的护患之间的理解和尊重。

　　我在重症监护室(ICU)已经工作 3 年多了,在我照顾的众多患者中,给我印象最深的是一名大学生,他因为自发性气胸在局部麻醉下做了胸腔引流管放置术,术后入 ICU 进一步观察治疗。

　　我记得故事发生在我上大夜班时。在交班时我的同事已经告知他是术后第二天的患者,他情绪很激动,需要密切观察,所以我对他的情况时刻关注着。突然,他朝着我喊:"林护士,我觉得脸干,拿毛巾给我洗脸。"我明显感到了他的不友好,但是没有说什么,拿毛巾帮他擦了脸。当我刚准备坐下继续写观察记录时,他对着我又叫:"叫医生来!"我问他:"你是否哪里不舒服?"他不耐烦地看了我一眼说:"我觉得对你说没有用! 因为等医生来了,你也只是将我说的话再重复一遍给医生而已,还不如我自己和医生说呢!"我看着他,很认真地对他说:"虽然我只是名护士,医生能做到的很多事情我无法做到,但我也能做医生无法做的事。比如医生能用大量的客观材料来诊断你的病,用无数的药来治疗你的病,但是大量的护理工作还是需要护士来完成的。"他听了我的话,沉默了一会儿说:"我觉得监护室环境太差,灯不能关,报警不能关,到处是呼吸机声、监护

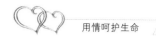

仪声,让我无法入眠,睡不好就浑身不舒服。"我听了他的主诉后,教了他一些分散注意力的方法,如听听音乐、看看书。随后我又将他的状况通知了医生,遵医嘱给予他一粒地西泮(安定)口服,当晚他好好地睡了一觉。第二天早上他睁开眼看着我一夜未眠的脸,说:"对不起,林护士,我没有理解你,更没有尊重你。以前我一直认为护士只是医生可有可无的助手,只是打打针,发发药。经过昨天我才发现你的工作并不是如此简单与渺小。"我笑了:"理解万岁!"

从这个故事中我领悟了些许道理:①ICU 环境的特殊性,我们无法给予患者一个绝对安静、舒适的环境,因此大多数患者会失眠,会激动,会对我们发泄,所以我们要做到"四轻"。除此之外也要对进 ICU 的清醒患者给予环境介绍,尤其是 ICU 的特殊性,让患者有个心理准备。②公众对于护士职业本质知之甚少,时常会误解护士这个职业,认为只是医生可有可无的助手。其实,我们与医生是互相平等的,我们 24 小时无间断地陪在患者的身边,我们能第一时间发现患者病情的变化并告知医生,我们能关注患者的心理,我们才是患者最"亲近"的人。

Mary Koloroutis 曾说过:"当一个人关怀另一个人的那一刻所经历的就是护理的本质。当我们投入同情的感情,通过与人接触,以一个舒服的行为、职业的临床干预、会倾听懂得理解别人的遭遇时,一个治愈的关系就产生了,这就是以心为基础的护理关系。"在如今的社会大环境下,我们的职业虽然还在受到一些误解,但我想,如果我们能在工作中做到"以心换心",去读懂患者的痛苦,去理解他们的需求,去尽力帮助他们,就一定能获得他们的认可和尊敬!

护士成长源于临床实习

护理教研室　赵　琦

 导读

　　临床护理教学是帮助护理专业学生完成从学校教育向临床实践角色转变的重要环节,华山作为三级甲等综合性教学医院,坚持教与学的有机结合。经过多年的探索,在教方面,建立了一套完善的带教老师的选拔、培训、考核、激励机制,具有一支高素质的临床护理教师队伍;在学方面,坚持实习生入院前的综合评价把关、实习中教学资源充分提供、岗前培训内容系统规范,帮助学生实现学校理论学习与临床护理实践的有效结合,真正走出了一条具有华山特色、有口皆碑的临床护理教学之路。

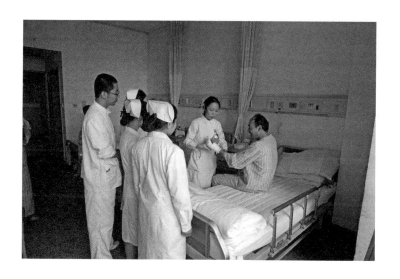

　　临床实习是护理教育的重要阶段，是一个从理论到实践的过程，是踏入医疗护理活动的第一步。如何使护士学生成为技术过硬、医德过硬、理论过硬的新时代合格的护理人才，是医院护理管理者及临床带教老师值得深思的一个问题。作为一所复旦大学附属的三级甲等综合性教学医院，我们经过多年的探索，走出了一条具有华山特色、有口皆碑的临床护理教学之路。

　　作为一家全国知名的医院，我们更希望为优秀的护理专业学生提供实习机会。因此我们会在实习前对学生进行全面的评估，从学生的在校学习表现、理论知识掌握情况、护理技能考核情况等综合判断，只有考核合格后方能进入我院实习。目前我院每年接受来自上海各大护理院校的护理专业实习学生近300名，根据学校要求，每位学生需完成内科、外科、急诊、手术室、监护室等科室的实习任务，我们充分挖掘教学资源，开放临床科室，为学生提供良好的实习环境，确保学生达到相关的教学要求。

　　学校教育与临床实践之间总是存在着不少的脱节之处，如何帮助学生更快地转换角色、适应医院的临床护理工作，是我们开展护理教学的第一个环节。我们采取了各种教学方法和教学手段，帮助学生弥补其中的空缺。一整套规范的实习学生岗前培训是我们的特色，岗前培训可使护生了解医院护理工作概况，明确实习目标，减少护生无所适从感，在课堂和临床之间架起沟通的桥梁。我院会在每批护生来院之后，举办为期10学时的岗前培训。培训主要内容有：护士的素质要求、医院概况、护理管理的有关制度、护士的职业防护、如何进行健康教育等，并根据JCI标准将患者安全理念融入岗前培训内容中，从学生一踏入医院开始，就将患者安全与质量改进的理念传授给学生，以巩固护生的专业思想，增强护生的职业自豪感，强化护生的制度意识和护理安全意识，并培养他们良好的服务意识。在学生的整个实习阶段，我院安排了丰富的教学内容，有专科护理操作的床旁示教、医疗新技术新业务的观摩、临床护理小讲课、护理教学查房等，将学校理论知识与临床护理实践完美结合，让每位学生都受益匪浅。为检验学生的实习效果，我院非常重视学生每轮实习科室的阶段考核和出科考核工作。考核形式多样，以床旁考核为主，考核学生的实际临床护理能力。

　　高素质的临床护理教师队伍是提高临床护理教学质量的前提。我院重视带教老师的队伍建设，通过对带教老师的选拔、培训、考核等多种方式，提高带教老师的教学素质。如选送优秀的带教老师赴美国麻省总医院、新加坡、香港等地培训,陆续选送带教老师接受临床护理教师师资培训,每年护理部举办带教老师培训班等,通过各种层次的培训,华山带教老师的整体教学能力和素养得到了不断提高。带教老师的教学行为在保证教学效果、实现培养实用型护理人才方面起到了关键的作用。带教老师的任务就是帮助护理学生认识护理专业特点,在实践中培养护生的专业能力,同时还将职业道德和素质教育贯穿始终。为了更好地激发带教老师的工作热情和创新精神,我们还组织对带教老师的专项评比,通过评教评学,对评价好的带教老师予以表彰,对评价稍差的带教老师则取消带教资格。实践证明,一套高素质的带教班子是提高教学质量的保证。目前我院拥有一支临床护理理论知识扎实、专科护理技能扎实、教学能力过硬的临床护理教师队伍,在学生的临床护理教学工作中发挥了举足轻重的作用。

目前我院已成为多家护理院校的实习基地,为全国各大医院输送了一批优秀的护理专业毕业生,成为国内知名的护理教学医院。

循循善诱，谆谆教诲

消化科　曹宇芳

 导读

　　带教是临床护理重要的岗位之一，带教老师是护士成长过程中的专业启蒙老师。在带教过程中要因人施教，不但要注重学生的技能和知识的教育，同时也要引导学生对护理的理解，以及对学生的心理呵护。

　　临床实习是培养护生的关键阶段，是护生将理论知识与临床实践相结合的过程，是今后走向工作岗位的预备练习，我们都这样走过。我在临床工作了7年多，真正做带教老师也就这两年，在这两年的带教过程中，我的体会还是蛮深的。

　　在没担任带教老师时，遇到实习或新毕业的护士，虽然会尽我所能指导他们完成临床工作，但也仅限于当时、当日的工作而已。自从当上了病区的带教老师后，我从思想上、行为上都有所改变，因为带教工作不仅限于实习生、进修生，还要完成在职护士的继续教育，要使他们顺利地通过护理部的定期考核，帮助他们成为不断学习新知识新技术的护士，因此一位合格的带教老师的任务是光荣而艰巨的。

　　有句话说得很好："桃李不言，下自成蹊。"老师是学生的一面镜子，带教工作具有示范性，带教老师不仅要言传，还要身教。我首先会根据实习大纲的具体要求，结合科室特点制订带教计划，确定每周学习目标和学习任务；其次是严

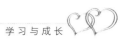

格执行护生管理制度,培养护生自律的习惯;最后是严格实行理论、操作考核,秉承"宽进严出"的原则。在整个带教过程中,我一直谨记:"今天他是我的学生,明天他就是患者的护士"。所谓健康所系,性命相托,护理工作来不得半点儿戏。

学生从学校走向临床,因为陌生而没信心,此时需要我们温暖地牵引,耐心地教导。在带教过程中我们不能把护生仅仅当做工作人员使唤,而是要尽量让护生多看多学一些实用的操作技术,不仅要详细介绍专科知识点,还要讲解为什么这样做,要使护生不但知其然而且知其所以然,比如讲解胃镜检查后的护理要点,不但要讲解检查后 2 小时内禁食、禁水,还要讲解局麻药的作用。另外,可通过采用示范、问答、结合病例,与患者沟通等多种方式,提高他们发现问题、分析问题和解决问题的能力。

都言"初生牛犊不怕虎",为了培养学生具备高度的责任心和慎独的精神,到我科实习的护生几乎都受过我的"恐吓",为的是让他们知道"害怕"。"害怕"自己一句话没说,糊涂的患者把体温表放在嘴里咬碎;"害怕"自己一次输液没核对,导致患者用错药而伤及生命;"害怕"自己宣教不到位而致患者跌倒、拔管等等。所有这些,都只是为了让他们意识到:要避免差错,就必须严格遵守规章制度、操作规范,不可投机取巧。

"子女好与坏,在乎沟通与关怀",对学生也是一样的,我除了关注学生的学习外,还主动留心他们的心理变化。前苏联著名教育家苏霍姆林斯基说过:"在每个学生最隐秘的心灵一角,都有一根独特的琴弦,拨动它就会发出特有的音响。"所以,我经常会主动找他们聊天,主动了解他们的情况和想法,包括生活上的、工作上的。当他们遇到疑惑时,热心地给予指导,受到委屈时给予及时的安慰,受到患者表扬时也真诚地给予祝贺。有的护士刚来医院会出现紧张心理,甚至出现环境休克,这时就要因人施教,比如一个刚来的护士因对消化科的护理不熟悉,总担心出错,可越是畏首畏尾,越容易出错,我就针对她的问题给予了相应的指导。当她因某一项操作失误被患者指责时,我帮她解围,并在私下里用以前的经验指导她,使她有了被理解和被信任的感觉,从此工作起来就顺手多了。

在带教过程中,如发现护生的错误,应及时指出并帮助其修正,不可任其发展。曾经有个护生胆大心不细,工作上总想走捷径,操作不规范,被我批评后甚感委屈。我在事后向其列举了一些不起眼的小错误最终导致的大事故,让她认识到自己的问题所在,最终理解了我的苦心,端正了学习态度。

消化科是一个小科,到我科实习的护生没有其他科室多,正因如此,老师和学生之间更容易熟悉了解。学生到科第一天,由我或护士长进行详细的入科介绍,在护士晨会上介绍他们并表示欢迎,消除他们的陌生和不安感,让学生安心,尽快融入科室集体。我相信,只有在温暖舒适的环境中才能给别人传递温暖。

曾经我的带教老师以美好的护士形象、和善的护理语言、规范的技术操作、严谨的工作态度、良好的护患沟通影响了我,在学习上悉心教导、生活上关怀备至,让我在温暖的环境下完成实习过程,我希望能把它传承与发扬,潜移默化地去影响、温暖我的学生,从而培养出优秀的接班人。

"新"与"星"的交流

普外科　王彦文

 导读

　　从 2009 年开始,华山护理部每年开展"星级护士"的评选,以鼓励和表彰那些在护理岗位上工作出色并得到患者一致好评的护士,同时也为其他护士树立榜样。星级护士每季度评选一次,由患者、医生、护士三方投票产生,得票数最高的护士为当季度的星级护士,每年每位护士最多可以获得 4 颗星。护理部组织新护士与"四星"护士的座谈,目的是搭建一个宽松的交流平台,由"四星"护士畅谈工作心得,让新护士分享他们的成功经验,同时在互动中帮助新护士尽快适应环境,从容应对工作中碰到的挑战。

　　时间飞逝,转眼间进入华山工作已有 5 个月了。经过这段时间的学习与锻炼,我已不再是那个刚进医院时缩手缩脚、甚至有些措手不及的新护士了,在老师们的指导带教下,我逐渐成长为一个能够自己独立解决许多问题的新护士。虽然,工作上已经逐步适应,但是仍然清楚地意识到自己还存在很多不足,比如工作经验,缺乏处置紧急情况的应变能力等等,对未来的道路还是有些许迷茫,迫切希望得到指点和帮助。

　　11 月份,护理部举办了《"新"与"星"的交流》活动,作为一名新护士,我们很荣幸地与华山优秀的星级护士代表在花园大厅进行了一次特别的交流。星级护士们分别讲述了自己在华山的成长之路。分享了他们从业这些年来累积的护理经验,给了我很多启发。他们当初也都是从一个懵懂的新护士开始,一步一个脚印,在自己的岗位上不断磨炼,不断学习,积累经验,终于成为了现在的星级护士。其中,胡老师的演讲给我留下的印象最为深刻。胡老师从进入华山之后便在中心 ICU 工作,但她并没有安于现状,而是一边工作一边充实自己,在很短的时间内便通过自学取得了本科学历。在工作的第十个年头,她被指派到华山新建立的肝胆外科病房工作。肝胆外科主要收治肝移植和肝胆手术患者,对她而言无疑是一次新的挑战。通过努力学习,同时凭借在 ICU 打下的基础、练就的技能,很快熟练掌握了专科护理技能,成为该科室的中坚力量。胡老师的经历让我明白,人是在不断学习与历练中成长的。我们应当在业余时间多多充实自己,提升自己,让自己变得更强大。

护理事业,看似简单,却又复杂,老师们讲到看着一个身患重病的患者在你的精心护理下,逐渐好转,脸上恢复了从前的笑容,回归社会,你会为他感到高兴,心里有种别样的自豪感。确实,通过自己的付出,使患者康复,内心会有别样的自豪。

虽然交流活动只有短短的两个小时,却让我受益匪浅。通过与这些华山之星的交流,让我学到很多,也对自己未来的道路也有了新的感悟与认识。现在的我们才刚刚起步,未来还有无限的可能,我们不能安于现状,应该趁年轻时多学习一点,多努力一点,提升自我,积累经验,为以后的道路做好铺垫。

那个美好的姑娘

普外科　徐　燕

 导读

　　每一个年轻护士都是怀揣满腔热情和美好梦想踏上工作岗位的,随着时间的推移和工作压力的不断增加,你是否还是那个曾经美好的姑娘?

　　"欢迎新同事某某某!"

　　又到了迎接新人的时节,有新鲜血液的注入总是令人欣喜的。

　　我侧身去寻找那个新面孔,黑黑的小脸上架着大大的眼镜框,挡掉 1/2 的脸。我想,这口罩一戴,找不着人了。穿着大大的护士服,个子小小的,站在人堆里很不起眼。"各位老师大家好,我是×××,请各位老师多多关照。"女中音,底气很足嘛。

　　几天接触下来,感觉该女子确实人如其声,做事稳健,思路清晰。没过多久,病房的姐妹们已经开玩笑地称之为"老师"了,做事相当老练。我经常揶揄她:"你这行事风格甚有资深护士风范啊!"她总会嘿嘿憨笑。最难得的是跟患者沟通起来,言语恳切,且自信满满,就算不会,也会大声地说:"这个我不太清楚,您等一下,我去问问。"每次听到她这么中气十足、一点不含糊地讲出这句话,我都会噗嗤一笑:这个小女子很有趣。

　　该女子乐于助人,动作迅速,干完自己的活,就会主动帮助他人,这是一种在护士团队里面极其受欢迎的优良品质。她很快便取得了同届新入职护士的信任,经常听到她不温不火、铿锵有力地给同届的同事讲解工作难点,极具耐心。为什么她上手比别人快? 我相信她实习的时候就是个相当卖力的学生,不仅勤劳还很用心,摸索出了临床工作的大概套路,所以她即使不是在本院实习,工作起来也能得心应手。有一次聊天当中,无意间听她这样说:"可能是因为我找到这份工作很不容易,所以比较珍惜吧。"而在我看来,她具备很多优良品质,足以成为一名非常优秀的护士。我很好奇:"为啥?"她嘿嘿憨笑,"因为我矮呀!"仍然中气十足地讲出这句话。我大笑,"好像确实是有点矮啊!""我去了好多医院,都没要我,后来到了华山。我们老师都说还是华山有眼光。"讲这些的时候,她不卑不亢,笑容灿烂,很令人赞叹。

我想起我一个大学同学来,学霸级人物,勤劳又善良,可是她毕业的时候真的没有找到工作,因为她很矮。于是她决定改专业读研,现在正打算考博,在那个没有身高要求的专业领域。上帝给你关上了这扇门,大概是想告诉你那边的风景更好。我曾经问过很多人,为什么我们的职业那么在乎身高? 我收到最具有说服力的回答是,"矮了够不到盐水架,咋换补液?"说得这么有道理,我竟无言以对。

她整天乐呵呵的,做事情干劲十足,也非常乐于跟患者交流并觉得患者很有趣。我想这样的工作状态就对了,累的同时还能发现乐趣,这样才能长久。

但是,渐渐的,笑容少了,取而代之的是紧缩的眉头,一张黑黑的脸越来越严肃。总是在担心自己哪些工作做错了,哪样事情漏做了,哪个书写写错了。一遍一遍刷医嘱,一遍一遍查书写,每天加班加点,可最后还是会有没做好的事。可能有的人反而会觉得这是好事,说明工作更加细致了,责任心更强了。而我却感到有些悲哀,谨慎的态度固然重要,但饱满的热情和自信的笑容才是一个好的职业形象吧。

她让我想起了当初新入职的自己,我并没有如她一般的热情,所以我深知这份热情的可贵。当初的自己工作能力也并不如她,所以我对她的赞赏多过挑剔。我的脸与她一般黑,但却没有像她一样不吝惜自己的笑容,所以我珍视这样的灿烂笑容。但是突然有一天,她一直戴着口罩,拒绝与任何人交流,神情严肃而悲戚。我当时正好在场,我目睹了前因后果,但我并不知道她此刻心里的真实感受。那一幕让我想起很多自己初入职时遇到的一些事情和心情,我相信她能很好地调适过来。果然，第二天，她仍然是那个勤劳、勇敢、善良、乐观的姑娘，或许心情会有所改变，但这也是步入职场之必然。

那个美好的姑娘不仅仅是她，她只是新入职同事的一个代表。我所接触的新同事个个都是青春洋溢，工作努力的，看到他们的工作状态，我甚是感动，可能是想到了当初的自己。我希望这种饱满的热情能长久持续，至少能蜕变得慢一些。

那个美好的姑娘也可能是曾经的你，那个曾经怀着美好初衷的、热情洋溢的你，岁月有没有让你遇见更好的自己？

参加劳模座谈会的感想

神经内科　张茗洁

 导读

　　劳模是对在各个行业、各个岗位上作出卓越贡献、具有无私奉献精神的人的一种荣誉称号。劳模的座谈会对于年轻护士的作用是什么？本文是一位明星护士在参加了劳模座谈会以后的感受。

　　在个阳光明媚的上午,带着万分激动的心情,我参加了院工会举行的劳模职工迎新春座谈交流会。一进修葺一新的工会活动室,就让人眼前一亮:一排摆放着各种奖杯的陈列柜展示着华山在过去的岁月中获得的各项荣誉,"劳模墙"更是集中展示了我院自新中国成立以来荣获"全国先进工作者""全国卫生系统先进工作者""上海市劳模""上海市劳模集体"等称号的 18 位劳模和 4 个劳模集体的先进事迹……让人不由得感叹华山不愧是个人才济济的圣地!

　　在华山,一提到劳模,首先想到的无疑就是获得全国劳模称号的顾玉东院士。此次座谈会,不仅请到了这位元老级人物,同时还请到了全国劳模季耀东教授,全国卫生系统劳模薛玲娣老师,上海市劳模卢珊教授、叶玉玉老师、张国芸老师一共 6 位劳模,以及已进入上海市劳模终评阶段的张文宏教授。在各位前辈与顾小萍书记共同进行了"华山劳模墙"的揭幕仪式之后,座谈会便在轻松的氛围中正式开始了。

　　说到劳模,什么样的人能称之为劳模呢? 在我看来,首先就是要有极其出色的工作能力,敢于想他人没想过的事,敢于尝试他人未曾尝试过的事,敢于吃他人吃不起的苦,敢于为事业奉献青春并奋斗终生……因此,能获得劳模这一荣誉的人必定是各行各业中的佼佼者! 那么,作为一个普通的护士,一名普通的共产党员,是否劳模这个称谓就与我们无关了呢? 带着这个疑问,顾书记请在座的各位前辈老师作了解答。

"爱岗敬业、对工作要有责任心;建功立业、对事业要有进取心;关爱患者、对患者要有同情心;虚怀若谷、对同志要有团结心",顾院士以此为做人做事的原则,几十年如一日,严谨求实、勤奋刻苦,开创了手外科一个又一个辉煌。顾院士说,我们的工作是为患者服务,衡量一个好医生的标准就是能否切实为患者解决实际困难,要正确地了解患者的需要。的确,我们在工作中思考更多的往往是能给予患者什么服务,而不是首先思考患者需要什么服务,因此,繁忙工作的结果往往是事倍功半。故而,学会"对症下药",这是我们在工作中应该首先思考和解决的问题。其次,在顾院士身上,我看到了作为一名老前辈、一名当之无愧的劳模的风范。顾院士在说起任何一项成绩的时候,从来不用单数的我,而是用复数的我们。在他的谈话中,不难看出,他从来不居功自傲,而始终以整个团队的荣誉为荣耀。他说:"一台好的手术、一项新的技术,从来都不是靠一个人的努力来完成的,而是整个团队的共同努力才能实现,所以荣誉不是我个人的……比起做事,更重要的是学会做'人',要把个人融入集体,发挥大家的积极性……"由此,我也联想到在工作、生活中,面对不良的行为、不正之风,我们常常觉得只要做到独善其身就行了,其实这是远远不够的。作为一名党员,我们要发挥先锋模范作用,团结周围群众,要通过自己的正当行为,逐步带动周围的群众,一起坚持原则、弘扬正气,带领大家一起进步,这才是一个党员在工作岗位上应该发挥的作用。

那么,究竟应该以怎样的态度来工作呢? 叶玉玉老师给了我答案:勇争第一! 叶老师说"工作的时候不论遇到什么事,都要冲着第一去! 不是为了争第一,而是为了尽全力……"这份争第一的勇气的确是我们所缺乏的。当我们在做任何一项工作的时候,如果对自己的要求只是过关及格,那势必就不会尽全力,而是得过且过。用这样的态度完成的工作确实是无质量可言的,就如同学生读书,抱着"考60分万岁"的心态是无论如何也考不出100分的。因而,在面对挑战时,首先要有必胜的信心、做到最好的决心,要在心理上重视。只有拥有了"永争第一"的坚定信念,才能真正做到克服困难、迎头而上,对待工作尽心尽力、精益求精、全身心投入,才能以最佳的状态出色地完成各项任务。

几位前辈的先进事迹深深地打动了我,他们不仅向我们展示了他们舍小家、为大家、全心全意为患者服务的劳模精神,同时也向我们展现了一代代华山人不畏艰难、勇攀高峰的崇高品质。

当我们为之感叹的同时,"准"劳模张文宏教授的发言又给予了我们新的启示:在今后的工作中,作为华山普通的一员,如何将劳模精神切实地融入工作中呢?张教授说"劳模并不是高高在上的,劳模其实就在我们身边……"是的,对于医务工作者来说,每当你为一个患者完成好一项医疗护理工作,就是在向劳模这个目标前进了一步。每一个劳模,并不是生来就是模范、就是标兵,他们也是从做好每一项工作,完成好每一个目标,一步一个脚印、一步一个台阶,逐步走向高处的。所以,不要以自己的工作事小而轻视它,要认真踏实地从小事做起,把小事做好,就是在工作中践行劳模精神。

劳模其实很平凡,他们和我们一样工作在平凡的岗位上,但劳模又不平凡,因为他们总是在平凡的岗位上处处带头,发挥着不平凡的作用。通过这一次短短 2 个小时的座谈会,我受益匪浅,它不仅拉近了我们与劳模之间的距离,同时,也让我深刻地认识到学习劳模,就是要学习他们无私奉献、敢于创新、永不停步的精神,立足本职工作,成为使人民满意的医务工作者!

感动华山，大爱无疆

手外科　颜雯婷

导读

　　绚丽的舞台、精彩的演出；真实的故事、热诚的情感，一幕幕故事带我们走进百年华山的公益之路。这条路充满汗水与泪水，但却因为爱而永不止步。爱需要弘扬，更需要传承，年轻一代的华山人将秉承"扶危济困，救死扶伤"的红十字精神，高举"感动华山，大爱无疆"的旗帜，携手相依，为了爱、为了梦，一起起步……

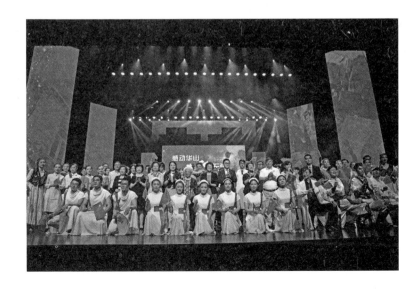

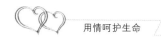

　　国庆节前夕,"感动华山,大爱无疆"——华山医院百年公益回顾展演在上海戏剧学院的大舞台精彩上演! 这是我第一次作为一名华山人参与的大型公演活动,内心充满了兴奋与期待。提早到达剧场外的我,忍不住用手机记录下剧院门口的宣传海报。尽管那是个雨天,天色阴暗,但海报上红色的"感动华山,大爱无疆"8个大字依然是那么的耀眼! 那一刻,光是站在那里,我都觉得是骄傲的。

　　演出开始前,丁院长做了一番慷慨激昂而又不失幽默的开场致辞,让人激动不已! 整场演出一共11个节目,历时2小时。2小时的演出背后,却是华山的百年公益故事! 台上挥洒的汗水,台下沸腾的热情,在这里,华山人一次又一次地集结出发,扶危济困,救死扶伤,红十字精神血脉相承,生生不息。这不禁让我想起,为何我会坐在这里。其实,入职一年的我,对华山的喜爱和期待可远不止一年。早在读书时,我就上网搜集了许多与华山相关的信息,在报道的文字中感受了华山医情、华山医精、华山医路、华山医梦。也正是从那一刻起,我便告诉自己,我一定要努力提升自己,争取今后能成为这个大家庭中的一员。那年我毕业了,我拿着我影印的唯一一份简历走向了华山。两轮面试,我见到了护理部主任与院长,他们温暖的笑容与亲切的话语,让我明白正是有了这样的引领者,才有了如此亲近的华山,如此辉煌的华山! 而我的华山路,也从那一刻开始了。

　　此次公益演出是从弘扬红十字精神的起源出发,激励全体华山人带着拓路前行的一次精神文明创建活动。所有的演出都是根据真实的事件编排的。华山人通过音乐诗朗诵、纪实小品、微情景剧、钢琴独白、RAP说唱、现代舞、独唱等多种表演形式,叙述了一系列在地动山摇、飞沙走石的地震救援中,在尽守天职、医患情深时,这家拥有红十字标识的百年老院的白衣天使们,不畏艰险、无私奉献,始终冲锋在抢险救灾、救死扶伤第一线的担当与作为。这场大型公演,让我更深刻了解了华山的历史。作为中国红十字唯一冠名的三级甲等医院,华山一直坚持以"服务社会、奉献爱心"为己任。特别是近年来,医院的救援队先后在汶川地震救援、菲律宾台风救援、尼泊尔地震救援、造血干细胞采集捐献,以及援疆、援藏、援外等长期定点医疗帮扶一系列活动中默默地发挥着积极作用。红十字"人道、博爱、奉献"的精神,深刻在每一位华山人的心中。

令我印象深刻的节目,是微情景剧"爸爸"。节目伊始,身穿小公主裙的小女孩在奔跑中摔倒了,嘴里一直哭喊着"爸爸,爸爸,我要找爸爸"。不知为何,从那一刻起,我的眼中泪水就已在打转了。也许是我已经能想到了接下来的情景,在这个最迫切得到父母关爱的儿童时期,任凭她受了伤、她伤心地哭闹,她也无法如愿以偿地见到自己的父亲。因为她的父亲是一名医务工作者,需要他关爱的不仅是自己的孩子,而是更多的患者。而父亲为了患者,为了这份大爱,不得不搁置自己心爱的孩子。殊不知,如此一来,待孩子长大后,内心就因为这样一份遗憾而与父亲产生隔阂。可是,他没有选择,在生命与家庭之间,作为医生,他没有选择。生命是这世间最宝贵的东西,拯救一条生命,就是拯救了一个家庭。多数医务工作者都会有这样的经历,为之触动、为之落泪。试想有哪个父母不想天天陪伴在自己可爱的孩子身边呢? 又有谁不想看着自己的孩子长大成人的每一点变化呢? 可是,那些 24 小时奋斗在医院、奋斗在天灾现场、奋斗在远疆的医生们,每天和家人一起吃顿晚饭都成了他们的奢望……

可爱的华山、可敬的华山,我们无时无刻都为自己是华山大家庭的一员而感到骄傲。虽然我只是华山路上一个小小的点,但即使是小小的,我也在努力奉献着自己小小的力量,与所有的华山人共铸华山之光。

时光不忘来时路

肾病科 袁 立

 导读

　　9 年时光匆匆而过,历经 JCI 的 3 次评审,从"相识"到"相知",从带教老师到护士长,从"我"到"我们"! 在每一次评审中锻炼,在每一次转换中成长! 一路走来,肩负的责任越来越重。感谢火焰给我光明,照亮我的来时路;感恩团队给我力量,让我们一起勇敢前行!

　　时间是一个神奇的魔术师,在它魔法棒般的轻轻挥动下,一点就是 9 年。从 2007 年,恰逢百年华诞的华山正式启动了 JCI 评审计划,到 2016 年顺利通过了 JCI 的第二次复评审! 9 年来,每一位华山人不断努力,一次次获得认可! 2010 年 1 月,华山成为国内首家通过 JCI 评审的大型公立医院。2013 年 1 月,华山成为全球首家获得 JCI 教学医院认证的医院。

　　从 2008 年开始,全院学习 JCI。当时作为血透室的带教老师,我也积极参与了每一次学习,回到病房,再将 JCI 精神及各项工作标准传达、培训到每一位护士,并且协助护士长依据 JCI 的标准改进与完善各项血透护理工作及流程。从员工档案的建立、在职教育的深入与完善,到参与每一次检查前的各项准备工作,应该说 JCI 于我并不陌生。其中,2016 年 1 月的 JCI 复评审对于我来说更是意义非同寻常,因为这是我第一次带领病房的护理团队接受 JCI 评审。2015 年 5 月遵从护理部的安排,我被调到肾内科病房担任护士长。对于在血透

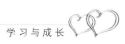

室工作了 19 年的我来说,面临的不仅仅是一个从零开始、从头学起的局面,更是一个巨大的挑战和考验。

距上次评审又 3 年过去了,第五版《JCI 医院评审标准》又新增了诸多新的内容,医院及护理部的各项培训也紧锣密鼓地进行着。刚进病房工作不久的我,一边熟悉病房的管理工作,一边投入 JCI 复评审的各项准备工作中去。

我与病房的护士们共同学习评审标准、管理制度、质控要求,并根据评审标准全面自查,发现问题,持续改进。为了使护理工作流程更完善、实施更便捷,在科护士长指导下,我们病区的护士们群策群力,结合临床实际,大胆突破与创新,将护士工作站、治疗室、污物处置室、大小库房进行了整合以及布局的调整,使整个病房的工作环境焕然一新,同时工作流程也更加规范与便捷。

"降低患者跌倒/坠床导致伤害的风险"是"国际患者安全目标"之一。病房曾经发生患者跌倒,这样的不安全事件警钟,一直敲响在我们心头。我们认为,发生问题对我们而言是一种警示,而关键是要找出整个流程中哪个环节存在安全隐患,从而持续改进。因此,我们再次还原当时的情景,进一步分析跌倒事件的原因,针对查找出来的问题制订对策,采取措施,及时改善相关的硬件设施,完善相关临床操作流程,努力把好病房安全管理这一关。我深深感到,每一次质控检查,总能帮助我发现一些需要改进的地方,促进病房的护理质量持续改进,也让我在管理之路上更快地成长!

肾病患者维持生命的治疗手段之一是血透。血泵每分每秒的运转都在提醒我们:患者的安全在我们手中;病房里的基础护理、打针发药、评估书写、健康教育乃至各项专科护理操作。虽然看似普通,但同样关乎着患者的康复。这些工作看似平凡,却包含着患者重新点燃正常生活的希望! 我们可以自豪地说,JCI 的核心价值"降低风险、保证安全、医疗质量的持续改进"已经渗透到每位医护人员平凡的工作之中!

病房的护士们在 JCI 检查期间,人人精神饱满,个个自信从容。JCI 检查官来病房评审时,他们热情友善、大方得体地接待,从容不迫地应对各项提问,获得了专员的认可。

JCI 复评审结束了,3 年的不断努力再次获得认可,"以患者为中心"的理念深入人心,为华山的"十三五"蓝图添上了重彩一笔。这凝聚了每一位华山人的辛劳与付出。我很幸运能加入这样一个团队,因为有了他们的努力工作与无怨付出,才有了我们病房今天的成绩,我为有这样的团队而感到无比骄傲与自豪!

9年时光荏苒,从一名血透室带教老师到副护士长直至病房护士长,JCI伴随着我共同成长。那些哭了笑了的时光,那些记了忘了的梦想,那些聚了散了的过往,那些经了破了的风浪,都在我的记忆里留下了浓重的一笔。年华匆匆而过,未来光阴依旧,难忘曾经的风雨同舟,更珍惜现在的风雨与共,一路走来,时光不忘,感恩所有的人。

感于心,践于行

国际医疗中心　华晓鸥

 导读

　　一个初出茅庐的懵懂小护士,在经历了漫长的工作生涯后,成了一名从容镇定的资深护士。这是一个不断学习、不断成长的过程,一个感悟于本心、实践于行动的过程。

　　弹指一挥间24年过去了,我终于能在每日迎着朝阳出门、伴着日落归家的平静生活中,抛开曾经有过的幻想与期望,慢慢体味护士这一职业的酸、甜、苦、辣,深深理解"白衣天使"这一动人称呼的博大内涵,并且领悟到了自身的崇高价值。

　　24年前,稚气未脱的我走出校园,满怀憧憬地来到华山,开始了漫长的职业生涯。记忆深刻的是在神经外科病房工作的日子,每天穿梭于监护室和病房之间,重复着铺床、测体温、打静脉针、发药、吸氧、吸痰、各种导管护理、翻身拍背、术前准备、术后护理等工作,繁忙而琐碎,应接不暇,虽然在责任护士的带教下操作,但还是完全处于被动的应对状态。三班倒的工作,打乱了原本平静有序的生活节奏,各种压力扑面而来:如何适应黑白颠倒的作息时间? 如何使忙又乱的工作有条不紊? 如何安排多位患者的同时呼叫等等,一系列的问题接踵而至、意外的突发情况也时有发生。面对各种问题,我陷入了沉思……那段日子,受苦、受累、受气是我对护理工作的全部认识,曾经满腔热血的我被岁月磨砺得日渐麻木，久而久之对患者的态度近似于刻板、生硬和冷淡，丝毫没有工作的快乐感和成就感。直到看到一则寓言时才有所觉悟：一少年问智者，怎样才能快乐？智者意味深长地说："把别人当自己，把自己当别人。"颇具哲理性的话语道出了为人处世的四字箴言：换位思考。是啊，我和患者所处位置不同，思维方式也不同，理应抱着理解对方的态度，给予安慰和鼓励，春风化雨般地纾解其身体和心灵的痛苦。

经过很长一段时间的摸索实践，调整好自己的心态，渐渐地，我的工作得到了患者、家属以及护士长的肯定，我也对护理工作有了新的认识：护理堪称为一门精细的艺术。如果把医生比作一台庞大、精密的机器，那么护士本身就是其中一个重要的零件，串联起患者和医院的纽带，实现自己的人生价值。

随着工作岗位的变动，如今我已离开病房，担任外宾门诊的客服工作，专门负责预约、协调号源、处理投诉事件等。岗位变了，面对不同国籍的患者，不同的就医需求，不变的是我对护理工作的热爱。

外宾门诊不仅是我院对外的一个窗口，也是展示中国医疗服务水平的窗口，自己的一言一行都代表着医疗大国的形象。因此肩上的担子更重、责任更大、更具挑战。每天面对一字排开的多部电话、多台电脑和手机，通常是前面一个电话还没结束后面一个电话已经接进来，铃声此起彼伏，接到因各种原因引起的投诉电话也时有发生，有时候甚至倍感单调、枯燥，令人索然无味。然而在这看似平静和谐的每一天里，总能找到些许不寻常，医生因故停诊或换诊，需要提前通知患者，以取得理解。就诊前一天进行医患双方短信确认，得知当天不来的患者尽早告知医生另作安排，以免浪费时间使医患双方彼此信任。遇到一个患者需要就诊不同的科室，时间上有冲突时，不得不反复与各科室医生协调、尽量争取约在同一天，减少患者多次往返医院的时间和经济成本。碰到有个别无理纠缠的患者，首先保持冷静，管理、控制好自己的情绪，耐心为其分析引导，熄灭其情绪上的怒火，尽我所能为其解决问题。由于不同国籍的患者，不同的发音，难免由误听而导致错位就诊。我会要求其发传真或电子邮件，避免约错科室而耽误病情。在我从事客服工作的这些年里，就诊预约率明显上升，得到了患者的赞许，使医患双方获得双赢。

随着物质生活、文化水平的提高，人们对医疗服务质量的要求也随之提高，患者自我保护意识逐渐增强,医疗、护理工作的难度逐渐加大。医院不能只注重经济效益,而是需要提供能够满足患者合理需求的服务,使经济效益和社会效益并重,保证一定的满意度。现阶段,患者看病除了期望高效医疗,还要求服务周到和设施安全、制度健全等。一旦没有达到患者的预期,不满意情绪油然而生。近年来,医患矛盾冲突不断,砍杀、殴打、污辱医护人员的事件屡见不鲜。平时的工作中,我也常遭受患者急躁的情绪、家属的埋怨,无名的委屈,虽说不一定能做到无怨,但求无悔。诗人泰戈尔曾经说过,"天空中没有翅膀的痕迹,但我已飞过。"作为一名护士,我深信丰碑无语,行胜于言。

如今,青葱岁月悄然逝去,不再年轻的我始终坚信——患者至上。作为一名医疗战线上的老兵,我将继续努力奋斗,为华山的下一个百年发展奉献自己的微薄之力。

JCI，让我们变得更好

血液科　周佳怡

 导读

　　华山人拥有代代传承的红十字精神，在打造国际化一流医院的目标前，每一位华山人心潮澎湃，热情洋溢。在参与 JCI 评审的过程中，每一位华山的员工都开始理解卓越与优秀的差异往往体现在细节之中，深知自己身上肩负的责任和使命，明确自己的人生规划。用自己的双手创造医院的辉煌，今日我以华山为荣，明日愿我为华山添彩。

　　9 年前，JCI 的理念开始被国内一些著名的综合性大医院所慢慢接受。正在华山进行毕业实习的我，从护士长的院周会传达里知晓了华山为了向国际化医院迈进，也将申请进行 JCI 评审。当时我对 JCI 这个只是词稍有了解，来源是那年热播的韩国医疗剧《外科医生奉达熙》，它留给我的第一印象仅 4 个字——高端、洋气。随着整个医院开足马力行动起来，作为一名实习生，我跟着带教老师逐项完成上级布置的任务，同时也感受着紧张的气氛，周围的医疗环境更是"一天一个样，三天大变样"。终于 JCI 评审一次通过，我发现医院优化了很多就医流程，新增了很多方便患者的设施，对患者的安全和医疗质量的保证也提高了一个层次。华山的实习经历，让我认同了华山打造国际化一流医院的发展愿景，坚定了我留在这所医院成为一名正式临床一线员工的想法。

　　第二次与 JCI 相逢是在我完成 2 年基础轮转定科之后。3 年一次的 JCI 复评审时间定在年初,作为定科未满 3 个月的新人,我是科室里的重点"照顾"对象。护士长和老师们陪同我一起学习,帮助我尽快了解各项管理制度,熟练运用应急预案处理病区发生的各种问题。在这个过程中,对我提升专科技能帮助相当大。人们常说团结就是力量,当大家的劲往一处使的时候,力量是无穷的。每当工作中遇到困难时,同事们不是回避,而是运用团队的合力及 PDCA 的方法,持续地改进,大家都自觉把更好地服务患者、为患者提供安全的医疗服务作为首要目标。经过不断的努力,病房的环境也更规范温馨了。当宣布通过第二次 JCI 评审时,我相信所有华山人心中都有一份属于自己的荣耀和自豪。

2016 年医院又迎来了第二次 JCI 复评审,对于已经与 JCI 接触了两次的我们来说,迎接评审变成 3 年一次的常态化工作,大家都开始用平常心来对待,平时怎么做,就怎么展示。让我难以忘怀的是在整个过程中有太多无法用语言表达的场景,历历在目,记忆犹新。我们用坚持、用努力、用汗水证明了我们工作的意义,并最终得到了 JCI 评审专家的肯定,成为国内首家连续 3 次通过 JCI 评审的大型公立医院。

今年的 JCI 评审过去了,虽然辛苦但收获更多,我自己也从一名实习生成长为一名专业护士。对于护理这个职业我也有了更深的理解、更多的情感。就如同华山要打造国际化一流医院,我也为自己制订了要成为一名专科护士的目标。我会持之以恒,坚定信心,持续改进,以淡定从容的心态来面对今后职业生涯中的挑战。

医院的明天也就是我们的未来,我们的命运与华山是紧密相连的,而命运掌握在每位华山儿女的手中。让 JCI 检查的要求变成常态化工作,用我们的双手创造医院辉煌的明天。我们将保持迎接 JCI 评审的那么一股子劲,不断努力。我们坚信:只要努力就一定有回报。

从"知道"到"做到"

神经内科　张茗洁

导读

　　每位JCI评审的参与者都会留下难以忘怀的记忆。从前期准备、学习认知、自查自纠、反复改进到逐步提高，无论哪个环节都有故事，都有感慨；从"知道"到"做到"，是一种飞跃。

　　2016年的第一次大型医院检查，我们迎来了JCI的第三次评审。虽然迎战很忙碌，每天都有许多新事物在挑战我们的极限，但是收获也颇丰。

安全与改进

　　记得最初进入工作岗位的时候，上班一定要随身带一本备忘录，除了记录工作的日常以外，还为了记录各种口服药物的特征："包红纸的"是地高辛、"白色小圆＋小红点"的是泼尼松、"深棕红圆形"的是溴吡斯的明……因为那时候发口服药，药盘里只有床号，药片都是用一个小药杯装着，没有任何标识，护士全凭自己对药物的认识进行识别、核对、发药，最担心的就是遇到外表相似的药品或是自己不认识的药品，那就只能打电话请后援来帮忙了。而现在发药就完全不用担心了，每一个药包上都有患者的姓名、住院号，每一个药品的名称、剂量，都可以说一目了然。而且，独立包装的口服药包比起"开放式"的药杯也更为清洁、卫生。从核对患者的床号改进到住院号，从人工排放发展为机器排放，从药杯盛放发展到塑封的药包,这是 JCI 带来的设备流程上的改进。患者服药安全了,护士工作也安心了。

思考与成长

"如果患者出现抽搐了该怎么办?""使用镇静药要注意什么?""如何对患者进行用药观察?""哪些护士有镇静资质?"……从检查的前几个月开始,每一天的晨间提问都是这样一串一串的连续性问题。

在迎战 JCI 的岁月中,我们学会了"如果是 xxxx 的情况那么接下来我该怎样做呢……"这样的思考模式。不再停留于形式上的你问我答,而是通过发散性的思维方式将可能遇到的问题都融会贯通,一步一步深入,当有一个环节接不上的时候就知道安全隐患和薄弱点在哪里了,这就是 JCI 教会我们的思考。随后,越来越多的预案流程上墙了,越来越多的安全提示有了标识,我们熟悉了各种制度的查阅,对专科知识的掌握也越来越熟练,我们学了患者病情突发时如何沉着冷静地应对,思考问题的时候会多想几个为什么和接下来怎么办。通过这些演练,不仅思维能力得到了提升,实际操作能力也有了很大的进步。JCI 促进了我们的成长,同时使患者也得到了更为专业的护理。

沟通与理解

在 JCI 漫长的前奏中,除了各种硬件设施的准备,更为重要的就是软件设施的完善。从每天早上的自我介绍开始,我们增加了更多的时间用于和患者进行交流:"今天胃口还好吗?""手脚发麻好点吗?""现在有哪里痛吗?""晚上睡觉还好吗?"……反复地告知患者需要注意的事项,叮嘱患者戒掉不良的生活习惯。随着每天日常交流的增加,患者的许多潜在问题都能被及时发现并得到处理,患者对自己的疾病、治疗情况更为了解,对出院后的生活有了更大的信心。JCI 使我们更多地回归到了患者身边,使护患成为朋友,关系更为和谐。

工作繁忙的时候,我们的患者会说"没关系的,护士你先忙,我们这里等一下不要紧的";静脉注射失败的时候,我们的患者会说"哎呀,我静脉是不太好,不是你的问题";在为患者解答完疑问后,我们的患者会说"你们到底是大医院,就是不一样,医生、护士态度就是好";在患者准备出院前,我们的患者会说"我下次复查还来你们这里，来这里我放心"。

每一次得到患者的体谅、理解、赞美、感谢，都使我深深觉得护士工作其实就是这样忙碌并快乐着。

记得在评审的那段时间，微信群里有一篇关于国外医院如何接受JCI检查的文章被多次转发。在国外医院，JCI评审不需要做任何特殊的准备，因为它们的制度体系都相当完善。或许我们的一些制度还有待完善，有些制度逐步建立中，所以我们的JCI之路每一步都很艰难。但是，在经过3次评审之后，回过头来看，比起第一次评审时候的手忙脚乱，我们的准备过程越来越精细，越来越有信心。因为随着每一次的评审，我们都在不断地进步。

JCI在中国，不仅仅是一项与国际接轨的医疗评审，更体现了医疗工作者对待医疗事业应有的进取心。在羡慕国外医疗制度完善的同时，我们正加快脚步，为中国医疗制度的不断进取迈出更加坚实的一步。

10　年

心脏科　姜慧文

 导读

　　在历史的长河中,10 年只是一瞬间;人生的 10 年,也不过是几分之一的概念。而 10 年的工作经历,能将一个青涩的"小护士"锻炼成为一名干练的"专科护士"。

　　"10 年之前我来到这里,好奇又迷茫,我们都是一样,度过一段青涩的时光,一路莽撞,跌跌又撞撞",这是今年医院迎新晚会上最受欢迎节目《10 年》里的台词,而自己和里面的演员一样,在华山度过了整整 10 个年头。跟随着小品的演绎,我的思绪也一下子被拉回到 10 年之前。

　　华山奇掘天地间,俯仰之中已百年。恰逢华山医院百拾年华诞,2007 年的夏天,我怀着满腔的热血进入华山护理部工作,和所有新入职工一样,我憧憬着对第一份工作的各种幻想:好奇会被分配到什么样的病房,担心护士长会不会很严苛,同事间是否容易相处,是不是有没完没了的考试……

　　比较幸运,第一站我被分到了神经外科特需病房。一直就知道华山的神经外科非常有名,非常开心能在这里开启我护理事业的旅程。和我一起新进的共有 3 位同事,那时的我们有一个特别别扭的名字:"蓝领"。因为要和别的护士有所区别,所以我们的护士服领口是深蓝色的,也因为这点有时我们会被患者拒绝打针、抽血等等。我们仨没有因此沮丧,而是认真做好每项基础护理、健康教育和病情观察，久而久之，得到了老师和患者的肯定，还有幸还被评为星级护士。作为新人能有这份殊荣，我觉得付出的所有的努力都是值得的，也更加坚定了自己为华山护理事业献出青春的信念。

一年后，我轮到了外科某病区，全院最忙、环境最糟糕的病房——没有之一。各种工作上的不适应和生活上的不顺心接之而来：夜班就像噩梦一样，急诊手术患者一个接一个回病房，输不完的补液，还要倾倒各种气味的引流液；在那种情况下，我甚至质疑护理的质和量哪个更重要；后来又遭遇父亲病故，那时我一度觉得这是我人生最难熬的时刻，加上自卑心作祟，一时很难融入集体生活。病区的同事们鼓励我，指导我，在这个积极向上、互帮互助的氛围里，我慢慢成熟，工作也得到护士长和带教老师的肯定，从而让我深刻体会到：团队很重要。

最后一站我来到心内科，这个让我为之付出"特殊"感情、最后为之动容的地方。就像谈恋爱一样奇妙，心内科给我的第一印象极其普通，对弯弯曲曲、长长短短的心电图也不太"来电"；也搞不清心梗、心衰、心律失常有什么区别；对CPR、除颤这些更是敬而远之；监护室 CCU 更像是蒙上了一层神秘的面纱，永远处于安静、低调、忙碌的状态。但慢慢地，我对它越来越有兴趣，"冠心病"原来蕴含着这么大的学问，人们口中的"心梗"暗藏着那么多玄机；吸烟原来不止是肺的天敌，更是心脏的害群之马，这些都是我渴望去了解透彻的。随着心内科和心外科合并，临床治疗和护理也变得更加忙碌，既要适应内、外科两种完全不同的科室风格，又要掌握内、外科不同的诊疗、护理常规，还要懂得随机应变，我们这个护理大家庭这些年经历了那么多风风雨雨，总结出一句话：出人才的部门往往是事情多人手少的地方。如今，作为病房的一名专科护士，我深深地被这里的学习精神、气息、氛围所吸引。

我把自己比作华山脚下的一块小石头，经过 10 年的风刷和洗礼，仍然屹立不倒。"10 年之后，告别了彷徨，学会了坚强，遗忘心中的伤，不再去逃避内心的慌张，原来的挫折也是一种成长。"为自己的 10 年，也为华山医院的 110 周年院庆致敬。

我和东院这几年

神经外科　徐晓红

 导读

　　人生如梦,人生有梦,有的梦想未成也轰轰烈烈,有的梦想成真却平平淡淡。其实,平平淡淡也是真,只要经历了、努力了、知晓了,也是一种幸福。何况梦想还在,东院还在,就有期待。

　　家住川沙,1995 年护士学校毕业时,就得知华山东院在筹建中。当时和恋人说我要到华山工作,以后东院开了就到东院上班。人生规划很美,感觉从此过上了幸福生活一样。

　　我参加工作后,恋人对护士这个职业有了各种看法,最终分道扬镳。我仍然在华山辛勤地工作,结识了认同护士这个职业的另一半,可是上班还是太远了。看着地铁二号线开通了,金陵东路的轮渡退出了历史的舞台。东院还在筹建中,每次大夜班下班能蹭上总院到东院的班车,就是很幸福的事了。

　　2006 年东院开张了,各种东院人事调动的传闻在耳边回荡。也去面试了,落选了。人生大事已定,结婚、生孩子,日子平顺而淡定,去东院的念头却始终放不下。

　　2007 年,终于调到了东院。这时的东院已经步入正轨,渐入佳境。我仍然在神经外科工作,熟悉的同事,熟悉的领导,人生仿佛圆满了。

　　东院环境宜人,装修精致。慢慢地我发现自己不再是一个只要做好护理工

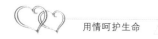

作就算合格的护士了。因为在这里不再有人叫我晓红妹妹、晓红姐姐,在这里我变成了老徐和徐老师了。惶恐过,惭愧过,不安过。为了过去的岁月和一张张愈来愈年轻的面庞,慢慢就沉静下来了。

我开始充实自己,提高学历,学习各种新技能,竞聘教学秘书,协助护士长管理病房,参加东院的护理部值班。经历的纠结现在想来真可谓丰富多彩。我始终保持自己的学习能力,不断适应新的要求,带教新进护士等等。工作、学习,学习、工作,我在成长中体验了各种甜酸苦辣。

急诊科、神经外科、特需病房,这些经历让我到东院如鱼得水,工作也驾轻就熟。2008年担任了教学秘书,各种挑战接踵而来,由原来的电脑盲逐渐能熟练应用PPT、WORD等各种软件。工作需要是最直接的学习动力,华山护理平台是充满各种机会的,由于自己的局限性,很多机会失之交臂了,但最后我还是抓住了。生活依然美好和多姿多彩,职场继续稳步向前,曾经带教过的2010届学生,现在已经是主力军了。不断有新进护士加入团队,对他们不仅进行专科的培训,还增加了医院文化教育。看着他们一个个成为东院的生力军、看着他们一个个结婚生子,有种加入他人人生的感觉,慢慢变老也是一件阳光和微笑的事了。有人的地方就有江湖,困难也是层出不穷,回首却已蓦然。走过的困难,经历的误解,拈指一笑,滚滚红尘东流水了。

东院的护理值班一直是我头上那把传说中的剑,不确定性和高度的责任性是主要因素,有时风平浪静,有时惊涛骇浪,还要协调各种不同的关系。这就要有管理者的胸襟和眼界。即使技术方面毫无压力,但是协调及沟通有时让我纠结。好在能寻求到各类帮助。

东院建院已经10年了,我到东院工作也9年了。我觉得我是幸福的。东院一直是我开始梦想的地方。现在梦想已实现,住着高楼,开着车上班,是30年前的我不敢想象的生活,而现在却是最普通的生活。这是时代给我的,华山给我的,东院给我的。

幸福感原来很简单,感恩就是幸福的源泉。

10年瞬间,你已婷婷。人间4月,花红柳绿,草长莺飞,绚烂多姿。

时光不老,用来记住经历过的人和事。时光璀璨,用来等待将要发生的人和事。诞生在4月的东院值得期待!

我和东院共成长

重症监护室　梁　会

 导读

　　10年不长,10年又很长,陪伴华山东院度过了10个春秋,经历了无知、了解到成熟的过程。10年的记忆是深刻的,更是美好的。其中有委屈、更多的是鼓励;有挫折、更多的是成功。带着梦想不断学习、不断努力,通过ICU专科护士考核,成为华山红十字救援队一员,荣获东院技术能手称号。回顾10年成长的一个个足迹,作为华山东院第一批男护士的他倍感欣慰。

　　我们在岁月的流逝中奔跑,我们在时光的穿梭中成长,10年一个辗转,10年一个轮回。2006～2016,转瞬之间,华山东院已经建院10年了,我来东院工作也10年了。我见证了她的成长,她见证了我的青春。回想起来,感触颇多。

　　东院落成在我毕业的第二年。在我还在懵懂的年龄,带着刚入行的青涩,摸索着来到东院,试探着跟她一起成长。从简单到复杂,从空洞到丰盈,来来去去的同事和领导,开了关了、关了开了的病房,说她在成长,不如说她在历练。

　　作为华山乃至全上海第一批男护士,我们从读书到实习都备受关注。我的毕业实习是在总院完成的,毕业后被分配到总院ICU工作,次年来到东院。由于性别的原因,在工作中受到过委屈也得到过鼓励,迷茫过也坚定过。风风雨雨,兢兢业业,10年里一直在寻觅,一直在思考,一直在努力。在此期间,打下了坚实的理论和实践基础,调整心态,学会相处与合作,扬长避短,发挥优势。

东院在落成伊始就受到了广泛的关注。我们带着对未来的憧憬来到东院，希望能在各自岗位上贡献自己的力量。我一直在 ICU 工作，见证了她今天来之不易的成功与成长。

ICU 是医院的重地，我们的工作关乎生死。当我们换上工作服的那一瞬间，责任和使命就扛上肩头。民生百态，生为本；世事无常，死为大。我们目睹了太多病患和家属在面临生与死时的悲喜、感慨与无奈，也倾听过患者绝望的诉说和美好的愿望。这使我越发感叹生命的脆弱与健康的可贵。随着时间的延伸，我越来越觉得医院是个神奇的地方，人生百态尽显其中，于是东院在我心中就开始变得伟大，与之俱来的就是职业责任和自豪感。一切的动力都来源于压力，东院和她的每个员工都在别人的期待中努力着，未来会怎么样，都是未知数，毕竟一所医院的开张、运转、发展、成熟，不是一朝一夕可以见证的。我们要做的就是努力朝着指引的方向前进，而我能做的仅仅是提高自己的专业能力。从理论到实践是个很漫长的过程。记得有位老师说过，神经外科术后护理，要想在专业上做到得心应手，至少需要 5 年的时间。这就是我的第一个小目标。

2010 年我获得了参加护理学会举办的 ICU 适任班学习的机会。通过学习和考试成为一名 ICU 专科护士，并报名参加了华山红十字救援队。在接下来的几年里，我参加了几乎所有医院组织的包括体能、技术、野外生存、知识讲座等等一系列培训与拉练集训，时刻准备着在危难的时候尽到自己的一份力量。2013 年我有幸被评为东院技术能手，也算是对我努力工作的一种肯定。这也更加坚定了我和东院一起成长的信心。

对于人生，10 年是一个很长的时间。娴熟的技术需要准确的判断和冷静的头脑。随着年龄的增长，我在工作、学习和生活上学会了许多，变得平静，不卑不亢，不怨不悔，这是 10 年给我的人生感悟。

10 年对于医院来说是很短的时间，现在的东院已经把根扎进泥土，稳稳地站在那里，悄然生长，慢慢地丰盈自己。新员工的引入，新科室的成立，新方案的实施，JCI 的成功，国际医院的挂牌，这一切都在预示着一个美好的未来。我相信终有一天，华山东院可以甲木参天，成为华山人的骄傲。

与你同行到未来

血液科　杨小勤

 导读

　　成长是一种经历,也是历练。放弃本已熟悉的工作环境需要信念,重新适应新的岗位工作更需要付出。华山北院发展 3 年,也是她从不会到会、从生疏到熟练、从普通护士到病房负责人成长的 3 年,其中的甜酸苦辣只有她自己能体会。但她坚信,未来的日子里,只要勤于思考,勇于奉献,发展会越来越好。

　　早春 3 月,华山北院的花园里、院门口人行道两边的樱花树已纷纷盛开,春风拂过,花瓣儿缤纷而下,如雨若雪,仿佛梦幻仙境。屈指数来,我来华山北院工作已经 3 个年头了,可以说和华山北院一起成长着。

　　还记得 3 年前一个初秋的夜晚,我丈夫接我下班时说,"我们去看看你将来要去工作的新医院吧?""好呀,不知道它造成什么样子呢。"我兴奋地遐想着。寂静的夜里,我们绕着华山北院外围转了又转,看着新造的住院楼灯火通明地矗立在黑夜之中,心里充满着期待。

　　虽然,父母并不是很能理解我为什么要放弃华山总院那熟悉的工作环境来到这坐落于郊区的新医院,每天来回路程就要花费 2 个多小时。但是,怀揣梦想的我依然在 2012 年的 12 月 13 日踏入了这家上海市"5 + 3 + 1"重点工程项目新建造的医院。走进医院大门,砖红色墙体的住院楼,宽敞明亮的门诊大厅,这一切都让我感到新鲜不已。

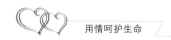

华山北院发展的3年,也是我成长的3年。我犹如一棵樱花树苗,在经历成长道路上的艰辛、挫折后,沐浴在感恩的阳光下苗壮成长。

每个人成长的道路都是充满艰辛的。没有任何管理经验的我,在接受筹备入院处的任务时,得到了总院入院处护士长的细心指导。她耐心地为我讲解了入院处各项工作的流程,积极与信息科沟通,保证入院信息的准确,手腕带的打印,与病房完成信息对接等。在短短的一周内,将入院处筹备完毕,以确保北院在开张之日,患者能顺利办妥手续入住病房。

入院处运行正常后,我又参与了ICU和血液科病房的筹备。病房从无到有,大到各类仪器设备安装、空气层流的运行,小到标签贴纸,都要一个个落实到位,每件设备、每个设施都要经过调试,保证运行正常。每天我都要数次推着小车往返住院楼和综合楼的库房领取物品;太阳西下时,小腿已经变得沉重不堪,步伐也开始迟缓起来。有时候所需物品并不会如约而到,需要不断地催促和跟踪。筹备工作虽然辛苦,但是每次都感觉像在装修自己的家一样,每一个空间都留下了我的汗水,心中的自豪感油然而生。

经过3年的锻炼,在护理部领导们的指导和带领下,我的临床管理能力也得到了提高。遇到工作上的瓶颈时,我也迷惘过,但是护理部领导们的积极鼓励和支持,让我重拾信心。现在的我,无论是从病房护理质控、人力资源的合理安排,还是护士的理论和实践培训等方面的能力,都得到了迅速提升。当然,我的这些管理经验还远远不够,尚需在今后的护理工作道路上继续积累。

一直以来,我对护理部各领导和科室主任对我个人成长的支持都心存感激。作为一名病房负责人,随着华山北院的发展,在管理能力得到培养的同时,我的专科知识也得到了发展。我完成了ICU专科护士的培训,并能在血液科病房工作得以顺利开展。一座桥梁,需要桥墩的支撑,才能承载千人万车的通行;一支球队,需要全体成员的配合,才能踢出漂亮的成绩;一家医院,需要每个人脚踏实地、相互协作,才能提升服务质量和业务水平。今天的华山北院就像一个大家庭,每个部门之间相互协作、齐心协力,努力将它打造成服务于老百姓的三甲医院。

成长的道路是坎坷的,有荆棘,有花丛,有石滩,有沙漠。3年来,护理部领导教会我从不同的角度去看待人和事,使我和护士们能进行良好的互动,这一点我一直都心存感激。现在的我会努力去了解每一位护士,因材施教,让他们充分发挥自身的优点,团结一致,把临床护理工作做得更好。

　　花开花落,寒来暑往,我与华山北院一起成长着。一路走来,我被身边的许多护士姐妹所感动。有发热还坚持上班的,有工作认真仔细、及时杜绝重大安全隐患的,有放弃自己休息来完成任务的,有挺着大肚子仍奔波在病房里的准妈妈。相信未来的日子里,只要我们勤于思考,勇于吃苦,甘于奉献,华山北院的发展会越来越好,而我们则会在这个平台上,以真挚的情感编织出美好的未来!

我和华山北院共成长

神经外科　范玲华

导读

　　目睹华山北院的建设启用,心仪成为其中的一员,如今梦想成真,亲身经历它3年来的变化。对于刚进入医院工作3年的护士来说,她的成长有老师悉心的指导、有护士长温馨的鼓励、也有患者真情的问候,点点滴滴、见证了新人的成长,也见证了华山北院的成长。如果把华山北院比作一片乐土,那么华山北院的新人一定会在这片乐土上茁壮成长。

　　因为家住附近的缘故,我见证了华山北院从无到有,从一片空地,到现在的高楼耸立。每次路过华山北院时都忍不住多看几眼,那一栋栋漂亮的红色大楼不仅给周围居民看病带来了方便,也成了一道亮丽的风景线。如今我也成了华山北院的一员,犹记得第一次步入华山北院大门,那一日阳光明媚,微风和煦,崭新的大门,明亮的走廊,宽敞的病区环境,先进的仪器设备,映入眼帘的一切,都让我觉得这是一个充满希望、洋溢激情的新家园。

　　当我刚进入神经外科和内分泌科病区工作时,由于收治的患者相对复杂,给了我不小的压力。刚从学校毕业的我,对一切都充满了好奇,但是没有工作经验,常常需要同事们的帮助。所幸在护士长的悉心教导和同事们的鼓励下,我慢慢融入了病区这个大家庭,工作也越来越得心应手。在病房里,常常听到患者说:"你们上班挺辛苦的,工作量也大。""你做着不平凡的事业,却从不计较与埋怨,服务态度还那么好,真是不容易啊。"每当听到这些赞许声,我由衷地感到温暖,这些都是我前行的动力。

半年后,随着神经外科的患者越来越多,原有的床位数不能满足要求了,因此神经外科和内分泌科"分家"了。华山的神经外科是全国重点学科,也是闻名世界的学科,所以每天来看病的、手术的患者络绎不绝。神经外科疾病的特点是病种复杂、病情变化快。记得有一天下午,一位垂体瘤术后患者的家属,急匆匆地跑来护士台问我,说:"小护士,我们家患者已经连续2小时小便量大于300 ml了,你怎么什么措施都不给我们啊!"初出茅庐的我当时被家属问的目瞪口呆、不知所措。就在这时,身后传来了护士长温柔的声音:"李阿姨,没关系的,患者这个小时的小便量稍稍多了些,是因为我们刚给他用过甘露醇了。甘露醇本身就是有脱水、利尿的作用。你不用太担心,我们会随时巡视患者情况的。"听着张老师耐心的讲解,家属焦急的脸上露出了微笑:"真是麻烦您了,谢谢你啊,护士长。"站在一旁的我,因为没能给患者及家属及时的帮助,些许有些自责。张老师拍拍我的肩膀,给了我一本《神经外科围手术期的护理》,语重心长地说道:"没关系,慢慢来,这本书上有你要学习的知识,空下来的时候看看,不懂可以问老师。"护士长经常会安排神经外科的医生给我们上课,向我们讲解患者疾病的病因、病理、治疗方案,以及可能发生的病程和预后,使我们不仅能够对患者的病情做到"知其然",更能够"知其所以然",从而能更好、更全面地对患者进行护理,哪怕患者病情突然发生变化,也能对可能出现的情况进行预判。神经外科的医护工作注定充满挑战,每一分钟都异常繁忙。无数个日日夜夜,医护人员各司其职,紧密协作,共同守护着生命的战场。

医院是我的第二个家,我见证它的成长。如今的电子化信息系统相比之前纸质的医嘱,给我们的工作带来方便的同时更多的是确保了护理安全。运用PDA上补液、发药到口,医护人员能够准确核对患者信息,确保治疗和用药安全,让我们在工作中没有后顾之忧,后勤保障工作能够保障及时地送到紧急药物,接收血液标本,维修人员接到报修电话也能及时赶到,各个部门的大力支持和紧密联系让我在华山北院工作更加得心应手。记得一次,食堂的工作人员偶然得知我的生日,特地煮了一碗热气腾腾的长寿面送到病房。接过面条的我在同事们的祝福声中半天说不出话来,让我在华山北院这个大家庭,充分感受到了被重视、被关爱。

如今的我踏上工作岗位已经整整 3 年。每当我换上洁白的工作服,在镜子前端正自己的燕尾帽,我都会在心里默念南丁格尔的誓言,以此激励自己开始一天的护理工作。在进行日常晨间护理、医生查房、输液、治疗、接待新入院患者、护送出院患者、接送手术患者、心理护理、健康教育、护患沟通时,我也丝毫不敢怠慢。这一连串看似循规蹈矩的工作,其实蕴藏了几多变化的程序,你必须投入 12 分的精力才能漂亮完成。

每年的 4 月樱花盛开,粉白色的朵朵鲜花把华山北院的红砖瓦砾映衬得格外美丽。阵阵花香拂面而来,金黄的油菜花生机勃勃,向日葵骄傲地仰面沐浴阳光,就如同华山北院一样充满生机、充满希望。院长曾教导道:现在的华山北院已经从输血期到了造血期,更多的学科和职能处室需要不断发展和壮大,需要充分投入我们每一位华山北院职工更多的热情、更多的努力和更专业的精神。我是其中小小的一员,如同一棵小树苗在北院温暖的照耀下发芽、茁壮成长。我与华山北院相携相济,共同成长。相信不久的将来,华山北院一定会是上海医疗行业中一颗耀眼的新星!

我爱我家,温暖如春

消化科　诸怡沁

 导读

　　华山像一块磁石,吸引着你我他。一位"跳槽"到华山的护士从初进时的忐忑不安到之后的渐入佳境,离不开"老护士"的带教和自身的努力,更是因为华山的工作环境和工作氛围。

　　我是一名初来华山的新成员,现是消化科病房护士,在这之前曾在本市某中医医院工作。记得第一次看到华山,给我直观的感受就是华山很大,外观庄严而低调,院内整洁敞亮,到华山工作的想法就此萌生。经过层层考试与面试,终于有一天收到医院的通知,电话那头传来:"诸怡沁,你面试通过了,欢迎你成为华山的一员"。此时激动的心情溢于言表。

　　报到当天,办完了相关手续,我被安排到××病房工作,记得刚到病区的时候,护士长就像一个亲切的大姐姐,帮我安排一些琐碎的事务,并告知我科室的规章制度,还为我安排了一位带教老师。由于我有一定的工作经验,所以上手比较快,没过多久便顺利通过理论和操作考核,开始独立当班。

　　刚开始,我有点不适应,比如病房的交班模式。记得第一次听还有点云里雾里,因为真的非常具体详细,和以前工作的医院有着很大区别;还有护理系统,巡视记录无纸化(PDA)以及各项护理评估,心里就默默感慨:到底是华山,护理内容如此具体,仪器技术如此高端,真可以用"高大上"来形容。除了这些高端的技术支持,让我感慨最深的就是华山浓浓的人情味,小伙伴之间互帮互助,不斤斤计较,带教老师讲述工作流程也十分具体详细。

刚到我们科不久,就收了一个很重的患者,他的入院诊断是隐球菌性脑膜炎。这种病十分严重,患者入院时处于昏迷状态。在我当班的某一天,他的病情突然加重,需要气管插管。患者从 ICU 插完管后转回到我们病房。由于病房里有了危重患者,除了弹性排班,护士长还增加了夜班的人手。记得我中班的那天,十分忙碌,忙到我真希望能有三头六臂去招架。没时间吃晚饭,护士长下班后留下来协助我们护理呼吸机患者,自己留到很晚,走的时候还不忘帮我们定了一份点心,虽然这只是一个小小的举动,却温暖了我的心。如今这个患者病情趋于稳定,虽然不使用呼吸机,但仍然用心电监护。他的下半身肌肉萎缩,无法活动。对于患者来说,他这个年纪应该努力奋斗、享受生活,可他却躺在病床上需要别人的照顾,我们都为他感到惋惜。所以每天早上去交班的时候,我们都会问候他,希望能把阳光和正能量带给他,让他的生活充满希望。每次我走到他床旁,我会叫他的小名,虽然他比我大了整整一圈,但是当我看到他躺在床上,不能动弹,也无法说话。那种无助和无奈,就像一个需要关爱的孩子,此时他不是患者而是我们家庭的一员。我不仅是一名护士,要给患者带来健康和舒适,更要成为他们的精神支柱,让他们拥有希望和勇气与病魔抗争。

如果说华山是一个大家庭,那我们科就是和睦的小家。在小伙伴们的帮助和支持下,我很快融入了这个温馨的小家庭。大家在护士长的带领下,更好地完成科室的日常工作。人性化的管理、和谐的氛围,使每天的工作、生活格外充实和美好。

除了护士团队良好的关系,护士与医生的交流沟通也非常和谐,每周五我们都会有医护大交班,主要是为了更好地掌握患者情况,加强医护之间的沟通和配合,使整个医疗工作更加井然有序。

最后,作为"吃货"的我要强调一点,食堂伙食真的很棒,既卫生干净又美味,这为我们每天繁忙的工作提供了坚实的保障,满满的幸福感。

如果要问我爱上华山的理由,很简单,自己的家当然爱,周围的人都是我的家人,她如此温暖,四季如春!

《华山护理》5 周年记

护理部　杨晓莉

 导读

华山护理人自己创办的期刊——《华山护理》终于在 2011 年出版了。这本杂志凝聚着华山护理人多年来的心血和汗水,展现了华山护士在各个领域里的成长。

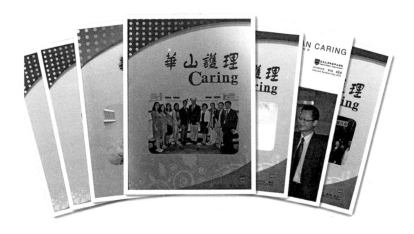

在有关领导的关心支持下,在护理界老前辈、老专家的热心扶植下,在华山院领导的鼎力帮助下,《华山护理》于 2011 年 10 月获准为内部发行刊物。5 年不是一个简单的数字,而是凝聚着协刊人、编委、作者和读者心血的 5 年,值得

深深铭记。

随着现代医学技术的突飞猛进,促进了护理学向生物—心理—社会医学模式的转变。信息时代的来临,加速了护理学科的多元化发展。在 2010 年我院和美国麻省总医院(Massachusetts General Hospital,MGH)结成姐妹医院以后,护理部的主任们接触到美国先进的管理理念以及磁性医院的概念,并且在 MGH 看到护士和患者对 Caring 的支持和欢迎,萌发了创建我们医院自己护理杂志的想法。

《华山护理》的定位为全院护士,主要内容为时事报道、临床护理和护理质量持续改进,并穿插培训护理科研和护理教育的方法,有较大的篇幅是护士的叙事故事。

护理科研栏目关注传播循证护理理念,介绍循证护理知识,报道循证护理领域最新研究成果。从如何查询文献,书写一份课题申请开始,阐述如何收集数据和进行数据分析,最后形成论文。通过这样一步一步的科研培训,极大地丰富了我院护理人员的科研知识,一定程度上提高了我院的科研水平,更好地促进院内学术思想交流,推动护理科学发展。

质量管理栏目关注临床护理决策的科学化水平和临床护理质量。通过华山护理培训护士如何使用 PDCA 循环护理质量持续质量改进方法,及时发布最新护理质量评价标准,保证全体护士参与质量管理,确保患者安全和持续提高及改进护理水平。

叙事文化(Narrative)栏目由 MGH 的 Erickson 护理副院长推荐,她认为采用叙事文化的方式可以促进护士对自己和同伴护理行为的思考,由护士自己的故事及故事意义共同构成。叙事报告的撰写往往采用"深描"的方式,详细介绍故事发生、发展的过程,使读者身临其境,对研究者阐释的故事意义产生共鸣。本栏目可以帮助护士提炼对信念、态度和行为有巨大影响的事件、人物、场景等要素,按一定的顺序重构故事,使故事显现出秩序和意义。

《华山护理》创刊至今,经历了开创、逐步完善和发展时期,历经了"百折不挠,上下求索"的艰苦过程,并确立了以质量求生存,以编辑护理精品期刊为方向。《华山护理》一直坚持以护士为中心,以及时、准确传播护理科技新理论、新成果、新经验、新信息为己任,坚持"从实际中来、到实践中去",在发展的过程中留下了一串坚实有力的足迹,已成为我院护理工作者的良师益友,为推动我院护理学科的发展产生了积极的影响。《华山护理》坚持科学发展观,以传播学术文化为大框架,坚持自身定位,记述了不同时期我院护理部的大事,反映了医院护理事业发展的成就,对于推动华山护理学科的发展起到了积极的促进作用。《华山护理》今后将不断提高质量,提高影响力,为加快华山护理数字化、品牌化的进程和发展而努力。

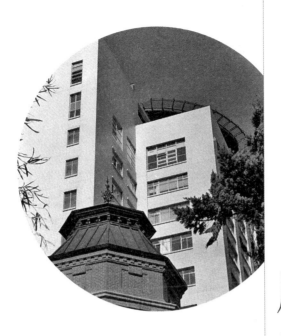

第二篇

服务与满意

护理工作是平凡而又简单的,但越平凡,就越发不凡;越简单,就越彰显伟大。人生的意义何在乎? 为人群服务! 服务的价值何在乎? 为人群解除痛苦!

本篇收集的文章,是关于优质护理服务开展以来,护士倾力投入到优质护理服务活动之中,用爱心抚慰患者伤痛,为患者排忧解难;用关心满足患者需求,让患者感受温暖的点点滴滴。这里有血液科护士为患者求生的希望付出的倾情努力,有急诊室护士为保障护理安全散发的洪荒之力,有神内科护士为责任制延续护理的尽心尽力,有神外科护士为抢救患者竭尽全力。

优质护理不再是单一的吴侬软语,而是点、线、面全程无缝衔接、人性化的就医体验和护理感受。要得到患者的认可、社会的承认,优质护理势在必行。一个人的力量是微小的,一个群体的力量则是巨大的。做好工作靠每一位护士的努力,做细工作也靠大家的众志成城。无论是两罐陈皮、一包纸巾,还是一句“有你真好”,患者的肯定,华山护士们的真诚付出,都是优质护理服务最高宗旨:“一切以患者为中心”的完美诠释。

他们用天使之爱,把灯火点亮,无数个日夜的奔忙,为了无数个家庭的欢笑;他们连缀起星星点点的爱,织起一张网,网住希望,网住善良;他们像一名战士,在自己的阵地上顽强坚守,像一位天使,用温暖驱赶绝望。医者之大,不仅治人,更在医心。

全面全程无缝优质护理

老年病科　樊　华

 导读

　　自 2010 年华山开展优质护理服务以来，以"患者为中心"，不断探索和深入优质服务，提高护理质量，保证患者安全，实行全面全程无缝护理模式，对患者从入院、治疗、康复、出院的全过程提供礼仪化、标准化、人性化、零距离的护理服务，使患者时时处处感受到热情、周到、安全、细致、规范、舒适的服务。

　　在 21 世纪的今天，随着社会的不断发展，世界更加关注人的身心健康，而医院的服务宗旨是"以人为本，夯实基础护理，提供满意服务"。自 2010 年开展优质护理示范工程以来，老年病科护理团队始终以实施全面全程无缝优质护理为宗旨，将无缝隙护理融入工作中，给患者亲人般的关怀与照顾。

　　全面全程无缝护理以其对"人、健康、环境、护理"的独特见解，把护理连同美丽和爱心融为一体，推动护理事业向前发展，是现代护理管理的新突破。其以患者的需求为导向，以患者的满意度为目标，为患者提供全方位的优质服务，使整个住院过程形成一条不间断的护理环形链，真正体现满足患者的人文关怀。

　　住院患者的需求是多种多样的，这就需要护理人员在工作中具有敏锐的洞察力、扎实的基础护理能力，包括创造与患者共同参与的和谐氛围、良好的语言修养等。入院前，门诊护士对患者进行全面的初次评估，明确就诊目的，对需要住院的患者实施"一站式"服务,也就是门诊一次性办理入院手续。即门诊护士抽取门诊卡,协助挂号、就诊、交款、检查、配药、办理入院手续,使患者在最短的时间里完成入院手续的办理。提供便捷、安全、温馨的服务。此措施自实施以来,创新了工作流程,简化了入院环节,提高了工作效率,缩短了入院时间,获得了患者的认可。入院时,门诊工作人员护送特殊患者至病房并与病房护士详细交接,确保了患者的安全。门诊还设立多项便民措施及开通绿色通道,对急危重症患者实行先抢救、先检查、先住院后交费的原则,处处为患者提供便捷优质的服务。

护理人员在仪容仪表,力争做到给人以端庄、和蔼、热情的姿态。长发统一盘起,冬天一身紫色裤装,给人以温馨的感觉,不失干练;夏天一身白色裙装,给人以清新凉爽的感觉,不失活泼;也使患者在舒适的环境中感受白衣天使风貌。同时制订护理人员在岗的语言规范标准,以礼貌用语为基础,配合用尊称,如"某老、某老师等";操作治疗失败时,必须向患者道歉:"对不起,让您受痛了";治疗护理前作好解释及告知工作;治疗护理结束时:"谢谢您的合作";以及患者出院时送用祝福语,"祝您早日康复"等。患者步入病区,护士主动、热情上前搀扶引导,亲切问候并及时给予对症护理,使患者在接受治疗的同时,感受到被关爱、被尊重。首先,创造人性化的医疗环境,温馨的就医氛围。在病房墙壁上挂风景画和名人字画作为装饰,让人陶醉在自然景色的美妙和平安康复的祈福之中。在各病区的护士台及书柜上摆放各种形态可爱的工艺品或人工花草,使患者有亲切感。其次,是安全的病房设施,根据老年患者的生理特点,病房以无障碍的设计理念布置四通八达的道路结构;在卫生间、走廊的墙壁上都安有扶手;病房厕所内还装有呼叫装置,以防患者如厕时发生不测;卫生间内放置防滑垫,在床头及卫生间墙上挂明显的黄色"跌倒警示"标记;走廊内设有电灯,以增加夜间照明;从这些点滴中体现无缝隙关怀。在病区内设立等候区,提供报纸、杂志及健康教育资料。备有爱心盒,内有针线包、剪刀、指甲钳、创可贴、充电器等,使患者接受治疗的同时感受到环境的典雅和温馨。设计爱心提示小卡,提醒患者各项治疗和检查。

良好的服务态度也是护士修养的重要体现,如清晨,当患者从睡梦中醒来时,看到面带微笑的护士走到床前,问一声:"早上好,昨晚您睡得好吗?""您身

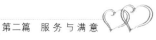

体感觉如何?"让患者从护士的话语中感到温暖、亲切、安慰,使护患关系在情感中又进一步上升了。制订特色星级服务"3个一套餐式健康教育",由经验丰富的高年资护士担任健康指导员,在患者身心及社会需求方面提供力所能及的优质服务。

患者康复出院时,护士给予详细的出院指导和用药宣教,如出院后的休息与饮食指导、康复宣教、用药指导、随访时间及需要立即就诊的症状等。并发放科室自制的爱心健康提示小卡,方便患者掌握相关的健康知识,可随时电话咨询,以提高服务质量。将护理的范畴从医院、病房延伸到社区及患者家里,真正做到"以患者为中心"。患者出院一周内进行电话初次回访、1个月后再次回访,了解患者出院后的康复情况,提供健康教育及咨询,征求患者及其家属对护理服务的意见和建议,提高住院患者的满意度。设立"爱心直通车",为行动不便的老人提供上门服务,有效地解决患者的实际问题。建立 VIP 患者的体检机制,定期为在职人员提供保健指导。

在推行人性化无缝隙优质护理服务模式后,提高了临床护理质量,全面提升了护理服务品质,使患者满意度大大提升,实现了护患双赢。为医院的生存和发展树立起良好的护理职业形象及品牌形象,使护理工作更细、更到位,使我们整体护理质量有所提高,营造和谐的护患关系,用爱心、诚心换取患者的理解和满意,用优质的基础护理,过硬的专科护理技术,个性化的心理护理,健康教育及良好的护患沟通技巧,促进患者康复,赢得患者的信任,把护士的关爱体现在每一个细微之处,打造一流卓越的服务系统,提升医院的整体形象。

神内护理　全神关注

神经内科　许雅芳

 导读

作为首批"优质护理示范病房",神经内科病房护士们克服了病种复杂、护理工作量大等困难,强化基础护理服务,大力发展专科护理,推动了护理新技术的开展。护士的自身价值在此得到充分的体现。

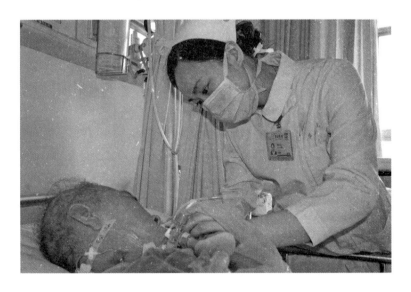

随着社会的进步,人们的生活质量不断提高,对自身的健康越来越注重,看病不再是医疗服务的全部,患者对医院的护理服务也越来越关注。优质护理服

务,至今已走过了 7 个年头,我们参与其中,不断收获感动。

在优质护理服务中,我院采取了责任制整体护理的模式,大力发展专科护理,体现每个病区的护理服务特色。坚持"我的患者我负责",以"患者为中心",做到"服务好、质量好、医德好、群众满意"。

每天,我们提早 10 分钟进病房,与患者沟通,嘘寒问暖,及时解决他们的实际问题。每天 2 次的床旁交班,都会问候一句:"昨晚睡得好吗?我是您的责任护士××,您有事可以找我"。短暂的交流马上拉近了彼此的距离。我们对于患者的称谓也由××床或直呼姓名,转变成了赵奶奶、张阿姨、王伯伯等,患者也觉得亲切。

每周,我们都坚持定时为自理能力缺陷及有需要的患者进行床上洗头、沐浴,帮助他们解决基本生活需求,并在互动中增强患者战胜疾病的自信心。记得刚开始实行优质护理服务时,许多患者和家属都不理解,也不愿意配合,甚至颇有微词。记得曾经有一位李姓老年患者因为肌无力生活无法自理,已经有三四天没有洗澡了,当我们主动为他提供床上沐浴时,他碍于面子拒绝了,而我们也十分理解患者的心情,换位思考,耐心做好解释工作,告知他:"老先生,我们帮您擦洗身子一方面是为了帮助您清洁,另一方面也是为了对您的病情进行更加仔细的观察。"几句简单的解释,李老理解了我们的工作,原来他觉得这些事情应该由阿姨做的,我们帮他做,他感觉不好意思。其实不然,在实施基础护理的过程中,我们不仅可以进行护患交流,增加彼此的信任度;也可以观察患者的病情变化及皮肤情况,及时掌握患者的动态病情,真正做到"我的患者我负责"。

神经内科病房的患者病种复杂、病情危重。病房常年有 6~9 名气管切开接呼吸机辅助呼吸的患者、15~24 名卧床不起需协助翻身的患者、9~12 名鼻饲患者。在重患者高度集中的情况下,为了保证危重患者的护理安全,体现专科护理特色,病房设立了专病护士小组,对帕金森病、运动神经元病、视神经脊髓炎等疾病设立专病护士。专病护士参与医疗小组的 MDT,每周与医生一起在专病门诊对患者进行随访,对收入病房的专病患者给予指导,每年负责对病房护士进行专病护理的培训。专业的队伍、专业的培训、专业的指导,使得优质护理的内涵得到了进一步的体现。

神经内科急重症患者由于受幻觉、妄想、意识障碍的影响,经常会出现兴奋、冲动、攻击、自伤、自杀、病理性激情、出走等危险行为,因此这些患者常常需要约束。针对约束手套不透气、患者手部易出汗产生异味的缺点,对其进行改进,使用约束手套和腕部约束带合为一体的新型约束带,其最大的优点在于防止患者拔出导管及抓伤皮肤;将腕部约束体的海绵体改薄,患者不易从约束带中挣脱,而且不影响患者肢体的血液循环,确保约束的安全性和有效性。除肢体保护性约束外,对于烦躁患者应用"约束马夹",做到有效约束并预防因肩部约束不当造成的肩关节及臂丛神经损伤。

在注重临床护理的同时,为了体现优质护理服务更为重要的一个环节——延续护理,病房护士在护士长的牵头下,在好大夫网站开设神经内科护理网页,为出院患者答疑解惑。同时,为了增加神经内科健康教育的宣传力度,病房护士群策群力,建立微信公众号《华山神内护理之全神关注》。我们希望通过这种方式让神经内科患者更方便地获取疾病相关的康复信息。公众号的内容一经推出得到了病友的广泛欢迎,并且也得到了媒体的关注,部分内容如《卒中后疲劳》《改善帕金森病人冻结步态小技巧》《长期卧床,如何预防并发症发生》被《上海大众卫生报》《新民晚报》《家庭用药》以及包括华山微信公众号在内的众多公众号转载,社会反响良好。

优质护理的开展不仅使护士和患者的关系更加融洽,病房满意度逐月上升,而且使护理学的学科价值得到了充分体现,推动了护理新技术的开展,实现了护士的自身价值。

护理是一门艺术,我们就是这门艺术的发扬者。我们不仅要提高自身的专业技能,更要为患者提供安全、周到、优质的服务,用我们的画笔描绘华山优质护理服务的蓝图。

急诊护理 "急""重"生机

急诊科 刘华晔

导读

　　伴随优质护理的进一步深入推行,急诊护理开展了多项举措:24 小时分级预检,为真正的急症患者赢得宝贵的抢救时间;危重患者转运前预警评估,使患者的安全得到全程覆盖;急诊输液室优化管理项目,最大程度保障患者每一次的输液安全;急诊快速通道流程的实施,为各类急症患者争取宝贵的治疗时间,同时也为优质护理的实施注入新的服务内涵。

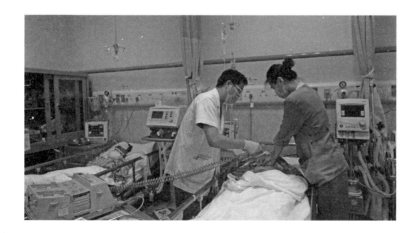

　　如果说医院是一个生与死较量的战场,那么急诊室护士们就是这场战争的先头部队。在这里,患者与死神不期而遇,生死之间,浓缩着人生百态。同时,急诊护士应急能力强，思维敏捷，还要有过硬的操作技能，是所有医疗援助行动中最不可或缺的中坚力量。伴随着优质护理的进一步深入推行与细化，在这场没有硝烟的战役中盛开的花朵正越发璀璨而耀眼。

急诊的护理团队需要强大的脑力和体力。对急症反应需迅速，抢救需及时。对患者需观察仔细，不然病情突变，责任重大。对家属察言观色，医病还要医心。急诊室永远有看不完的患者，就算患者及其家属再无理取闹，也尽量处理到位。

2013年12月22日上海发布1例输入性感染H7N9病毒确诊病例。该病例的第一接触人群就是急诊的护理团队，该患者于18日凌晨转入我院急诊，当时各类生命体征极其不稳定，在急诊医护的通力合作下，才渐趋平稳。患者虽然病情危重，但一直处于神清状态，情绪非常烦躁，在护士们的细心照料及安抚下才逐渐配合各类治疗的进行。对于当时的状况来说，护士们的内心其实是极其矛盾的。虽然尚未确诊，但高度的疑似性，让大家在做足个人防护的情况下仍不免有所顾虑。面对垂危的病患，职责明确地告诉他们，我不做谁来干。急诊室向来就是一个高风险的场所，但在此工作的护士们从不曾畏惧。

为了让真正的急症患者得到及时、安全、高效的治疗，推行分级预检势在必行；从既往的8小时成功过渡到如今的24小时全天候，无论从流程、人力、相关辅助科室的配合来讲，都是不小的挑战。值得庆幸的是，从目前的数据回馈获悉，急危重患者就诊等候时间已显著缩短，这一举措的推行已为真正的急症患者赢得了宝贵的抢救时间。急诊的护士作为分级预检的第一关，娴熟的临床分诊技能、有效耐心的沟通技巧、善于发现反馈工作疑问的责任心，都是优质护理的不断延伸与拓展。

急诊室向来给人以嘈杂、拥挤的印象。随着醒目导向标志与立体灯箱的启用，红、黄、绿3色指示标示的合理布局，我们将急诊候诊区划分成了醒目的三级板块，既便于快速疏导就诊人群，又便于急救通道的开启。

针对既往危重患者转运至手术室、病房时的安全薄弱环节，我们改进了危重患者转运流程，新增转运前预警评估，将转运患者进行分级管理，使患者的安全得到了全程覆盖，同时也科学地使用了人力和物力。

急诊输液室优化管理项目，从布局、流程、人员3方面着手，最大程度保障患者每一次输液的安全。在布局上我们将功能区域进行改良划分,并改善输液流程,形成输液闭环,加强医生与护士的共同安全评估。优化的效果是显著的,不仅患者的满意度提高了,也提升了输液结束后医生再次评估率,进一步杜绝输液不安全事件的发生。同时这一举措也成功入选由国家卫计委医政医管局主办的全国医院擂台赛十大价值案例。

随着诊疗流程的进一步完善,更多患者得到了及时、安全、高效的治疗;急诊快速通道的开放,为各类急症患者争取了宝贵的治疗时间,同时也为优质护理的实施注入了新的服务内涵。

分层次培训坚持不懈、专科发展持之以恒是我院急诊护理的一项特色。今年我们着重将培训内容与临床医疗培训相结合,增加与医生的交流与互动,从而提高急诊护士的专科理论知识水平以及单项急救操作、整体协调合作、应对突发事件的综合能力;在提高危重患者抢救成功率的同时,提高医生和患者对护士的满意度。

在院内,我们提倡的优质护理是专科技术+人文关怀+全程无缝隙的护理服务。优质护理为病患带来欣慰的同时,又留给我们什么?那就是看到危重的患者渐渐康复,这是我们最有成就感的事。急诊曾经救治过的一位脑干出血的患者,在出院一年后请妻子用轮椅推他到急诊室专程来看我们,大家都开心得不得了。虽然他语言含糊,但执意要讲话给我们听。我们认认真真听他用尽全力说出的每一个字,每一句感谢,非常感动,觉得所有的辛苦都值了。我们坚信,只要用真心真意真诚对待患者,总会得到相应的理解和回报。相信通过急诊护理团队的共同努力与协作,定能将优质护理的精髓继续发扬光大。

在院外,我们也一样履行着作为战士的神圣使命。无论是在抗击"非典"的第一线,还是在汶川灾区颠簸的救护车上,抑或是在尼泊尔依然晃动的废墟里,都闪现着华山急诊护理团队的身影;赛事医疗保障作为一项新兴的急诊服务范畴,我们年年出色完成诸如 F1、WEC 大奖赛、世界短道速滑、马术等各类重大赛事的医疗保障工作,获得各级领导和国外专家的好评。这些成绩的取得,与优质护理推行的越发成熟和日常整个护理团队的齐心协力密不可分。

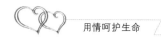

　　相信作为处处散发着"洪荒之力"的急诊护理团队,定会在华山这个大集体中越发充满凝聚力与战斗力。我们将更好地立足本职、团结创新、积极奉献,发挥更大、更精彩的效用。优质护理带给病患的不再是单一的吴侬软语,而是点、线、面全程无缝隙的人性化就医体验与护理感受。要问在这场没有硝烟战场上最忠诚的健康捍卫者是谁的话,当属华山急诊的护理团队。

步步惊心 步步惊情

神经外科 陆文丽

导读

　　上海神经外科急救中心主要收治车祸及各种意外导致的脑外伤患者,这里的医护人员每天都在生死线上与死神赛跑,目的是为了趁死神打盹的片刻抢救宝贵的生命!

　　"生命有痛,可是有你真好,和你一起,珍惜每分心跳;生命有痛,可是陪你真好,和你一起呼吸都是骄傲"虽然只是一句简单的歌词,这也是我们神经外科急救中心每天工作最好的体现。我们的工作惊心动魄,因为充满着意外、泪水、矛盾;我们的工作更惊情暖人,因为充满感动、希望。

　　一辆救护车鸣笛驶来,一根铝合金助动车手柄从一位壮年男性的右侧眼眶直接插入大脑深部。万幸的是,经过神经外科创伤组、血管组、垂体瘤内镜组多位专家"接力式"抢救,眼科、放射科、麻醉科、护理部的通力合作,以及医院保卫处、消防、公安部门的全力协作,历经9小时15分钟的"奋战",终于被完整、成功地从患者头颅中取出。患者回到神经外科急救中心继续后续治疗,家人感谢医生"创造奇迹"的同时,也祈祷他能够早日苏醒。

　　该患者虽然顺利接受了手术,但还是病情危重,在监护室里还使用呼吸机辅助呼吸,身上的每根导管都需要我们严密的观察、记录。监测颅内压,观察生命体征瞳孔和GCS评分,两个小时一次的翻身拍背,静脉输液,鼻饲饮食,擦身及各种生活护理,我们每一位护士都用自己的专业知识认真护理并观察患者。有任何病情变化,及时通知医生予以对症处理。常言说三分治疗七分护理,这句话在我们神经外科急救中心就是最好的体现。我们能做的就是让患者在冰冷的病床上,感受到我们温暖的陪伴和守护。

患者的病情在不断发生着变化,时好时坏,虽然患者的头部异物被成功取出,但后期的感染、并发症无疑是阻碍患者康复的最大障碍,因此需要我们共同努力,一步步去战胜病魔。现在患者还在我们监护室继续治疗,我们会陪伴他一起慢慢走上康复之路。惊心动魄每天在我们病房上演,但人间温暖也处处体现,当然护患关系需要我们共同的努力,对家属的一个微笑、一次问好,他们都会记在心里,让原本冰冷的医院可以变得如此的温暖。希望大家可以理解我们的工作,让我们用心、用情,去帮助患者战胜疾病。

这就是我们病房每天都在上演的故事,所以不管是大年夜外面鞭炮声声响起,还是每一个平凡的日子,都有我们白衣天使默默在患者身边精心护理的身影。感人的瞬间时常在我们身边上演,有时就是那么微妙,不需要语言,一个眼神、一个动作,就可以体现亲情的伟大,家属们把他们最亲的家人交付于我们照顾,我们还有什么理由不去用我们的心、我们的情去照顾患者呢。

用心护理　细中求精

神经外科　戴文勤

 导读

　　用心和细节这两个表面看似不太有关联的词语,其内在却有着密不可分的联系。细节是微小的,它包含和隐藏于日常生活和工作的点滴当中;但细节又不平凡,有时会改变事物的发展方向,转变人的命运,正所谓"细节决定成败"。

　　从事神经外科临床护理将近 18 个年头了,回顾工作的心路历程,艰辛和快乐伴随着我逐渐走向成熟。凭着对护理事业的一腔热忱和执著追求,我秉承护理前辈们的优良传统,肩负着对健康不可推卸的使命,始终具备对待患者的高度责任心。护理既是科学,保持着严谨的态度和作风,其中的慎独精神是护士知行合一的崇高境界;同时护理又是艺术的化身,无论患者和家属是心存感激,还是失落、伤心,甚至憎恨。这时护士天使般的守护或多或少会让他们的内心得到安慰和力量,这是我在工作中体验到的真实感受。

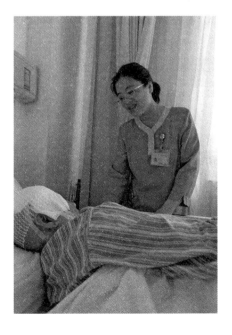

神经外科护理工作的绝大多数时间是忙碌的、繁琐的。基础到为患者擦身、剪指甲、翻身;但又需要用扎实的专业知识和娴熟的护理技能武装自己,以备进入紧张而又争分夺秒的抢救时刻。由于神经外科疾病来势凶险、病情变化快,护士就是医生的"眼"。身处临床第一线的侦察兵,患者的病情是在不经意的细小处发生变化进而发展的,往往不易被轻松察觉。这时护理工作就需要从细节入手,作出精确的判断并及时通知医生,随之配合和处理得当,就会提高患者的生存率以免遭重创。

护理是以人为中心的,从生理、心理、社会等各个角度,围绕生命和安全,细致入微地展开责任制整体护理。护理质量是患者对医院评价的要素之一,而细节化护理在提高护理服务质量中具有重要作用,也是患者对护理服务评价的点金石,同时反映和折射出护士对待职业的态度和价值观。

护士的工作,不仅要了解医生对该患者的诊断和整个治疗过程,更重要的是分析和发现患者目前有哪些现存和潜在状况,帮助和解决相关护理问题,促进患者尽快康复、减轻病痛。如何去分析和发现呢? 一是勤学,二是多思考,三是仔细观察,四是善于沟通,五是工作的责任心。

就拿不久前刚发生的事情来说吧,那天早晨我正在发药,眼看发完就能下班了。我一边认真执行核对,一边说道:"请问你叫什么名字?"这位女患者刚做完开颅手术,今天是术后的第二天,显得十分虚弱,但还是正确回答了。我不愿打扰她休息,准备撕开药袋给她喂药,但由于药物的特殊性,于是我又继续问道:"你有糖尿病史吗? 我现在发给你吃的是降糖药。"没有啊",患者有些诧异地望着我,我先安慰了患者,随后带着疑问,马上查了血糖检查报告,血糖值的确高于正常,回想起患者刚才的回答,她意识清醒,没有理由隐瞒自己的病情! 我再次询问了她当时抽血的情况,疑云终于解开了,原来病人在抽血前吃过东西,把护士通知她禁食的事给忘了,患者担心抽不了血会耽误手术,所以在抽血前没有把进食的事告诉护士,因此检查报告显示患者的血糖值高于正常。颅脑手术后的患者通常纳差,如果误服了降糖药,可能发生低血糖导致意识障碍,这就会影响病情的正确判断。我很庆幸没有让患者服下这颗"意外"开的药,避免了不必要的伤害。

护士机械性地执行医嘱和各项护理操作,这与细节化在护理工作中的运用是相悖的。护士是与人生命打交道的一组群体,我们必须在规范、遵守各项护理操作的同时,还要在关键时刻多问自己几个为什么,把更多的时间留给患者,了解不同患者的不同需求。在日常的工作中,护士的一个亲切问候,一声关怀的祝福,一句诚恳的叮嘱,这些平凡而又细小的举动,恰恰能够深入人心。把细节融入护理中,能获得患者对护士的信任和护理工作的支持,可大大改善护患关系,促进护患和谐。

责任源于态度,细节决定成败、成就完美。考虑和注重细节的人,有着较高的素养,对待工作热情、认真、一丝不苟,不但能够提高工作效率,而且对个人发展也有着潜移默化的指导和推动作用。重视细节养成一种习惯,将会终生受益。憧憬未来,护理事业任重而道远,有广阔的发展前景。

心血相通　保驾护航

血液科　魏　莉

导读

　　让患者及其家属知道我们做的，理解我们做的，参与我们做的，在他们开心的时候陪伴他们，在他们情绪低落的时候给予关怀支持，不断将正能量传递给患者，为改善患者的健康状况、帮助其重建生的希望而努力，这一切正是血液科全体护士的努力结果。

　　华山血液科主要收治白血病、淋巴瘤以及各类疑难血液病。在别人的印象中，那是一个看不到希望，整天与死神打交道的地方。很多年轻的护士都不愿意从事血液科的工作，除了繁忙外，每天还要承受沉重的心理压力。的确，作为血液科的护士，他们每天会面对形形色色的患者，看着患者从拿到诊断报告那一刻的恐惧，到面对高额治疗费用时的无助，再到治疗初见成效时的喜悦，以及到最后治疗无效时的绝望，每天的心情就随着患者的喜怒哀乐而起起落落。

　　如何与这些患者很好地进行沟通，取得他们的理解和配合，一直以来都是护士们面临的一大难题。血液科的护士们在长期与患者沟通过程中总结了一些经验。初次发病的患者必须成为关注的重点，从护士的自我介绍开始，到环境介绍、骨髓穿刺的配合、疾病指导等等，目的是帮助患者缓解紧张的情绪，从而建立沟通、信任的第一步。绝大部分患者在初次化疗前都是忐忑不安的，大量的问题不敢问医生，于是护士便成了倾诉询问的对象。大到化疗方案，小到可以喝哪种牌子的牛奶等,护士成了患者最有力的依靠。其实,对于这些患者而言,除了需要护士提供专业的护理服务外,更需要护士对他们的理解和宽慰。

曾经有一位年近 30 岁的女患者,被诊断为急性白血病。初次住院时包括家属在内,每天都在抱怨,诸如环境不好、饭菜难吃、补液完了为什么没有及时更换等等。其实很多初发患者都会如此这般,护士们理解她的求生欲望,完全没有介意,而是一如既往地和她交流。从刚开始的爱理不理,到后来每当床旁交班时亲切地叫着当班护士的名字说明天见,主动给护士看她儿子的照片……渐渐地与大家成了无话不说的朋友。近 5 年里,这位患者经历了多次化疗后的感染、出血、命悬一线,多次腰穿以后的下肢无力、无法自主行走。尽管如此,她依旧坚持,每一次听到护士鼓励的话语都会露出一个灿烂的微笑。到底是生活质量重要,还是活着更重要,在这里永远没有一个最终答案。但不管最后的结果如何,只有坚持才会有希望。

随着华山神经外科诊断技术的日渐发达,越来越多中枢神经系统淋巴瘤的患者被送到血液科,他们会出现偏瘫、失语、躁狂、认知障碍等症状。如何与这些患者和家属沟通,成了护士们面临的一个新难题。"走慢一点,当心哦!""你要听话,配合得好我们就能早点把病控制好哦","嘴巴张大,多吃一点",每天都在碎碎念。正是这些碎碎念拉近了护士与患者及家属的距离。每一次化疗后症状较前稍有改善,都让护士们喜悦。"×某能说话了""×某能自己翻身了""×某这次是自己走进来的"他们仿佛感同身受般的开心。看到自己护理的患者在治疗的过程中每一次症状都比前一次有些许改善,逐渐树立起战胜疾病的信念,觉得所有的辛苦和付出都是值得的。与此同时,护士们也牢记着每个病患的病程变换,并从中不断总结护理经验,提升专业素养。"你们护士讲得很详细,本来我对化疗很害怕,现在好多了","你们护士很负责,半夜我挂水的时候都是他们帮我看的,我睡得很安心","你先忙,我等一会没关系","你们什么时候上课一定要记得打电话通知我哦"……每每患者说出这些赞扬、体谅、支持的话语,都会让血液科的护士感受到他们的职业是被理解和尊重的,这份工作是非常有价值的。

在医患关系日益紧张的今天,如何取得患者的理解、配合,不断提升满意度,一直是护理工作的重点和难点。血液科护士们正在用自己的行动进行有效沟通。除了每次床旁交接班,频繁巡视病房,住院全程的健康教育,也与患者及其家属一起制订患者的护理目标,开展各类康复讲堂,让患者及其家属知道我们做的、理解我们做的、参与我们做的。而作为一名称职的护士,每天进入工作环境前必须先调整好自己的心态及姿态,把患者当成朋友、亲人,把疾病作为共同的敌人,根据患者的情绪进行针对性的沟通,在他们开心的时候陪伴他们,在他们情绪低落的时候给予关怀和支持,不断传递正能量,为改善患者的健康状况,帮助其重建生的希望而努力。

涓涓细流　重树人生

感染科　周　蕾

一名花季少女，因突发疾病，患病初期几乎丧失了自我照护的能力，给自己和家庭带去了无尽的痛苦。经过感染科护士们的精心护理，耐心疏导，诚心建议之后，重拾信心，重返社会。

　　一天，我像往常一样，向病房大门口走去，看到门口站着两个人，一名中年妇女与一名少女。当我走过他们身边时，中年妇女朝我笑了笑，问道："你还记得我们吗？"我仔细看了一下，脸很熟，但想不起是谁了。这名女子见我这样，又笑了笑说："小牛还记得吗？"小牛当然记得！再仔细一看，果然是小牛的妈妈，而旁边的那位婀娜少女就是小牛！就见她把小牛拉到身边向我介绍："怎么样，认不出来了吧。小牛，这就是当初照顾过你的护士阿姨，快叫阿姨。"小牛很腼腆地叫了一声"阿姨。"我突然之间感慨万分，记忆的阀门就此打开……

　　数年前的某一天，我们病房收治了一名脑膜脑炎患者。这是一名16岁的少女，病情很重，昏迷，处于癫痫持续状态，使用地西泮（安定）维持还是控制不了。其父亲在旁边急得团团转，母亲则一直在哭。看到这一幕，作为一个新组建的年轻的护理团队，大家都感到了压力，我们无微不至地照顾着这位姑娘。病情的观察；及时与医生沟通，调整用药剂量；擦身、洗头；家属的宣教，情绪的安抚等等。从其父母的口中，我们了解到小牛曾是一个非常美丽、善良、性格活泼开朗的小姑娘，一直在学舞蹈，舞跳得很好，还得过奖。平时就像其他的小姑娘一样爱漂亮，喜欢红色……这次在迎接学校的考试时，患上这个病！听着他们的介绍，仿佛看到了一个美丽的少女在阳光下翩翩起舞。可是再看我们眼前的小牛，癫痫持续发作状态使她脸看上去有些变形，门牙也在抽搐的时候硬生生地被撬了下来，四肢都呈强直状态，也不知道病好了她还能不能再站起来。真是一个可怜的姑娘啊！同情心使我们对她的照顾更细致，在日常的工作中充分利用我们所学的专业知识帮助她和她的父母。当她癫痫发作时，我们会和他们一起守护患者，尽量减少抽搐带来的伤害；当癫痫得到控制时，我们增加与小牛的交流，叫她的名字，让她做自我介绍，回答简单的问题等等。从小牛迷茫的眼神中，我们看到了希望，相信医护人员的共同努力，小牛一定会好起来的！渐渐地，小牛情绪活动增加了，会傻傻地笑，会乱叫，会号啕大哭，但还是不会说话。小牛妈妈担心，这孩子因此会傻掉。我们安慰她，这才刚开始，能哭能笑这就已经向前跨了一大步，一定要坚持下去。终于有一天，小牛会叫"妈"了。在大家细心的照顾下，一个多月后，小牛在渐渐地康复，我们试着把她扶下床，搀扶着她一步一步地练习行走；我们带她到阳台，让她在久违的阳光下看看书、看看窗外的风景。有时她父母也会向她介绍我们挂在墙上的照片：这是早上来给你擦嘴的晶晶姐姐，这是给你打针的婷婷姐姐，这是经常来看你的护士长……这时，小牛就会冲着照片中的我们嘻嘻地笑。眼看着小牛一天比一天好，她的父母却又犯愁了，因为医生提议他出院了，他们不知道接下来怎么做，是继续留在上海治疗呢？还是回老家治疗呢？我们根据以往的经验，建议小牛的父母送小牛到康复医院进行专业的康复训练。之后，我们陆陆续续保持电话联系一年多，每次都能从小牛母亲那里得到小牛最新的好消息，每次我们也会为她提供一些服药、康复等方面的宣教知识。

现在小牛已经是一名护生了，毕业后会和我们一样，成为一名护士，一批批的患者将会在她的照顾下康复！小牛妈妈告诉我，她特地带小牛来，就是让小牛看看她被救治的地方，来看看那些当初照顾过她的叔叔阿姨，让她知道爸爸妈妈要她选择护理工作，就是希望她能像我们照顾她这样，再去照顾所有需要护理的患者。另一方面也是让我们看看当初的小牛现在已经是亭亭玉立的大姑娘了,对我们表示感谢!

　　就像我们向水面扔一块石头,会激起一圈圈的波纹。这些激起的水花总是会返回到你身边。如果水花有危害、能引起伤痛,我们将不欢迎它回来;如果它由美好的言行组成,我们将很高兴看到它回家。

每位患者都需要被温柔相待

血液净化室　戈思瑶

导读

　　每一个血液透析患者都和健康人一样向往美好生活,我们也期冀每位患者能得到最好的治疗,能有较高的生存质量。这质量不仅是身体上的,更是心理上的。

　　进入血透室工作至今好多年了,作为患者管理小组的成员之一,我记录着每位患者治疗的起点与终点——看着新患者带着紧张的心情入室,渐渐与我们医护人员相熟,渐渐融入"肾友圈";又看着他们中有人走向肾移植成功后的正常生活。有人因疾病逐渐走向正常的生命终点;还有人在日积月累的负面情绪下走向生命的终点。

　　维持性血透是治疗慢性肾衰竭的重要替代疗法之一,尽管随着透析技术的普及与推广,越来越多的肾衰竭患者的生命得以挽救,生存期延长。但由于受疾病本身,透析并发症,以及家庭、社会的影响,患者无法避免地存在恐惧、焦虑、抑郁、绝望等心理问题。这些负面的情绪,带给他们的伤害和打击有时候是难以想象的。古语云"子非鱼,焉知鱼之乐",是告诫我们切莫"以己观人",吾非患,焉知患之忧? 我们常常无法体会患者的内心,到底在经受着怎样的苦楚与煎熬。

　　与大家分享两个小故事,很遗憾可能是两个比较悲伤的小故事。

　　第一个是关于一位糖尿病肾病的透析患者。他胖胖的,性格很好,因为糖尿病并发症而截肢了左小腿。尽管承受着下肢血管外周循环障碍带来的疼痛,有时靠一剂哌替啶也难以缓解,但平时看上去也颇为乐观坚强,会跟护士们开开玩笑,每次给他下完机后的一句"谢谢你,真的感谢!"让人觉得非常暖心。然而,就是这样一位汉子,曾经在跟我聊天的时候透露自己其实很痛苦。他有个对他无微不至的母亲,作为儿子,他觉得自己不仅无法给出回报,有时还控制不住对母亲发脾气,实在不应该;他有个爱他的妻子,有个可爱的儿子,在丈夫和爸爸的角色里,他觉得自己为妻儿的付出实在太有限,心怀愧疚。那一次,他问我说"虽然我也在看心理医生,但我的情绪还是得不到排解,我该怎么办?"我深受触动却对他的问题迟迟答不上来,他痛苦至此,我也只能拍拍他的肩膀,沉默不语。

　　第二个是关于一位温柔的老太太。她的温柔气质真的是由内而外散发出来的,长相清秀、眉眼分明,可以见得年轻之时一定是位知书达理的小家碧玉。她培养了两个优秀的儿子,都在国外发展,很少回国,陪伴照顾她的也是一位温柔的阿姨。老太太和阿姨都十分和气,老太太说话从来都是轻声细语,在其他患者都焦急等待上机而大声催促我们时,她只在一旁静静地耐心地等待。有的患者打针上机后可能因为某些原因而感觉穿刺侧上肢或肩膀酸胀或疼痛,有次聊天得知她也常常有这种感觉,但却从未见她像有些患者那样因酸痛而大声喊叫,一直坚强地忍者。然而,就是这样一位清静似水、看似内心鲜有波澜的女子,其实也有着深深的脆弱。令我们意想不到的是,在喜气洋洋的春节,她选择了服用大量安眠药,以极端方式离开了这个世界。经后续了解,可能原来一直照顾她的阿姨回家过春节了,失去了原有的精神支柱,新请的阿姨又对她比较凶;也可能是儿子回国过年后又要匆匆赶回去,心态一下子没调整过来,不过再多的揣测也没有了意义。突然想到老太太以前也跟我提到过"自从我丈夫去世了以后,儿子们又不在身边,我觉得生活没什么意义,在这里做血透,就是为了活着,然而活着又是为了什么呢? 我也不知道",不禁鼻子酸酸的。

　　心理问题真的挺可怕的,要在漫长的血透的道路上走下去,拥有积极健康的心理状态是十分重要的。患者是弱势群体,每个患者都需要被温柔相待。这时我们给予的心理护理显得很重要。平时要和患者多沟通,除透析治疗所需的日常交流之外,还需多倾听他们的心声,善于去发现他们的心理问题,及时疏导他们的负面情绪,带给他们正能量。

　　其实,在写这篇文章的当下,心情挺沉重的。要提高血透患者的心理健康,靠的是医护、患者及其家属的互相协调,这是一件非常不容易的事。但我还是相信,事在人为,让我们对每位患者温柔相待,做好他们的引导者吧。

老年护理　爱和陪伴

老年病科　樊　华

导读

　　走进华山老年科病房,你就能感觉到一种家的亲切和温暖。在这种情绪的流动中,蕴涵着我们老年科全体白衣天使的奉献和热情。

　　21世纪是老龄化的社会,如何做到老有所养,老有所医,老有所乐,对老年人尽心尽责地献上天使般的爱心,一直是我们老年科全体护理人员的护理宗旨。我们全体护士在科护士长和病区护士长的带领下,兢兢业业地奋斗在自己平凡的岗位上,一切"以患者为中心"是我们的职责和信念。

　　曾记得病区住过一位95岁的空巢老人杨奶奶,她的女儿在海外,因繁忙的工作无法照顾老人,杨奶奶每天愁眉不展。我们护士了解到这些情况后,想办法、动脑筋一定要让奶奶快乐起来。清晨,在病床前一声轻柔的问候:"杨奶奶,昨晚您睡得好吗?"自然而然地为其洗漱、更衣、梳

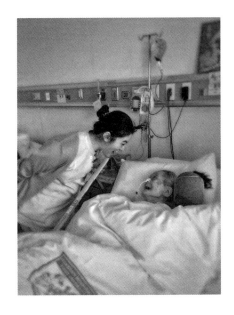

头。交班时和她拥抱问好,她也会亲亲我们的脸、摸摸我们的手。每天主动与她聊天,轮流嘘寒问暖。治疗时,认真核对,耐心解释,告知药物的作用及注意事项,询问有无不适;检查前,把检查的目的、注意事项及如何配合一一告知,并全程予以陪同,消除她的紧张情绪;每天根据她的口味和病情帮她订合适的饭菜;休息时,利用自己时间为她读报、讲新闻,使她消除寂寞和孤独。那一刻,仿佛我们每个人都成为了她的孙女。一年多来,在我们的细心呵护和关心下,看着她脸上灿烂的笑容我们心里感到由衷的欣慰。每个护士都把她当成自己的奶奶。虽然自己身上的担子和责任更重了,但贴心的言行让杨奶奶和她的家属看在眼里、记在心里。他们每次回国也都表示老人在我们病房很放心。

还有一次,病房里收治了一位急诊患者,由于老人长期卧床,营养极度不良。入院时,发现其尾骶部有一6厘米×6厘米大小的压疮,呈发黑溃烂状,散发着阵阵异味。为了能让压疮早日愈合,我们特地请来伤口护理专家为其制订治疗方案,指导换药方法,铺设气垫床,按时翻身;每一次换药时,先精心去除腐肉,涂抹适合的药膏,再细心的贴上敷料。为了仔细检查伤口的变化,时不时拉下口罩,观察气味的变化,每天换药都要历时半个小时左右,每次换好药,护士的额头早已布满细密的汗珠。由于一直弯腰操作,往往换好药之后,护士已腰酸背痛。功夫不负有心人,经过3个多月的努力,看着腐肉一点点消失,新鲜的肉芽组织逐渐长出,表皮慢慢爬上伤口,所有的辛劳最终化为护士欣慰的笑容。

老年护理工作始终体现出人性化的特点,将患者的满意视为最大的快乐,用爱心温暖患者。为了营造和谐祥和的家庭氛围,每逢节日,会将住院的患者聚集在一起,安排精彩的表演节目助兴,大家互相聊聊近况,说说过去,暂时忘却病痛的困扰。都说病房是一个整体,而我们更像是一个大家庭,许多老人都是从战火纷飞的年代走来,走过了大半个世纪。在高龄老人生日来临之际,我们科室全体成员,一起动手,置办生日蛋糕,布置病房,折叠纸鹤,精心准备的礼物,365个千纸鹤代表我们365个美丽的愿望。祝福的话语、温馨的贺卡消除了老人心中的孤独,每每让老人们感动不已,并对华山老年科产生了浓浓的眷恋,把来住院称为回家来看看。我们看见他们的笑容,觉得一切的辛苦都没有白费,虽辛苦,但欣慰。在重阳节、春节,不同的节日里,不仅会为住院的老年患者送上礼物和爱心,更会走出医院去敬老院陪伴孤老们,并送上问候和关怀。

　　每年"战高温"时期,也是老年人住院的高峰时段,更是我们老年科护士们最忙碌的时段。我们不仅要完成大量住院患者的护理工作,还要连续两个月放弃自己的双休日,为干部保健的患者们开展一年一次集中全身体检工作,从清晨 6 点到医院,然后连续不断地完成近 200 多名患者的抽血,安排 CT、B 超、心电图、各科体检,还要兼顾老年人防跌倒、防低血糖发生。往往三四个小时连轴转,连水都来不及喝一口。每次体检结束时,最开心的莫过于今天的老人都平平安安。

　　"崇高源于微小,收获来自付出",每当我看见科室姐妹们忙忙碌碌的身影和一张张朝气蓬勃的笑脸,心中充满感动。只要穿上那身白衣,他们就是圣洁的天使,本着"以人为本"的宗旨,永远将患者的健康当做理想和追求,用自己的行动诠释"以人为本、天使情怀"。每当旭日唤醒黎明,上班的号角吹响生命的晨歌,一顶燕尾帽、一身白衣又开始了这伟大而又神圣的使命:带着一份炽热的爱心,穿梭在那没有硝烟的战场上,拯救那些无助呻吟与满脸痛楚的人。当我们日复一日的辛劳迎来了一张又一张治愈康复的笑脸,那一刻,作为白衣战士,我们感到无限的自豪与骄傲,我们的收获有了回报。

和谐的病房生活，护士与你同在

国际医疗中心　黄　静

 导读

　　针对不同国度、不同文化背景的患者给予个性化的优质护理服务，国际医疗中心诠释了用"头脑"上班的护士，才是新时代需要的护理人才。

　　说到优质护理服务，我们总会想到"提灯女神"。树立优质护理理念，提高服务意识，达到让患者满意，政府满意，社会满意，这是我们的职业追求。通过增强优质护理观念，提高护士"说、干、写"的能力。国际医疗中心就是这样一个鲜活的"小社会"。

　　平均只有 10 位患者的外宾病房每次交班时间都在半小时左右，一贯如此。为什么花如此长时间呢？这既与交班内容有关，也与病房的特殊性，以及我们对自己的要求有关。除护理部要求的"九知道"，我们更愿意将时间花在患者的个性要求上。如患者的背景，包括家庭情况、经济条件、接受知识能力、是否有宗教信仰，有无忌讳；是否有人照顾，照顾者是否有医学常识，如何做好他们的宣教等等。不同的人，用不同的方式进行"教育"。健康教育贯穿整个住院期间，包括入院宣教，对疾病的认知、环境安全的了解，跌倒危险的知晓，病房作息与自身作息的冲突，辅助检查的注意事项，术前术后、出院药物知识宣教等。将心比心，你来到一个陌生的环境，医院流程复杂繁琐，对一个本身带有疾病紧张焦虑的患者而言，宣教做得是否细致，一定程度上决定着患者就医感受。

　　有经验的护士会给每一位入院患者做"预案"，如问些什么问题，提出哪些

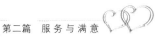

要求,做到心中有数。比如,欧美人吃饭、睡觉作息比较晚,一般比医院常规作息晚两小时。那么入院介绍环境时,就应强调我们的三餐和熄灯时间;新患者入院测4次体温,会搅扰他们的休息,应事先得到患者谅解。这样,让患者提前有个心理准备,与突然打扰,在心理感受上是全然不同的。检查和手术也是同理,让患者事先了解接下去会发生什么很重要,越是详尽地描述,越是能缓解患者的紧张和焦虑,让患者感受到我们是一个非常专业的团队,有丰富的经验和应对能力。有些疑难杂症,患者患病前可能这辈子没听到过,对这种突如其来的冲击,我们应花更多的时间告知患者及其家属关于成功案例,令他们增强信心,从而积极配合治疗,消除负面情绪。

前阵子有个18岁左右的小女孩,患有格林-巴利综合征,以下肢行动障碍为初发症状。因门诊花了些时间才确诊,刚入院时情绪有些激动,进入病房后我们的护士得空就跟她聊天,吃的、穿的、玩的什么都聊,更多的是聊聊关于格林-巴利综合征的相关知识。我们这样做,既为了配合医生进行针对性的治疗,也可缓解她的紧张、抵触情绪,有利康复。我们的共识是:心理护理必不可少。今后她回忆起来,也会非常释然,生病只是人生中的某一步、某个小故事、某个瞬间而已。就这样她学会了控制,学会了宽容,学会了勇敢。

国际医疗中心致力于打造高端的医疗环境,不仅表现在实力强劲的综合全科诊疗体系,也包括直击内心的精神慰藉。它以全院的专家教授为后盾,迎来送往、口口相传。入院后患者各阶段的评估对护士来说不仅仅是一张A4纸的paper work,更是一字一句的动态分析。前人的研究成果化成我们如今一项项书写标准,踏踏实实做好每一份量表统计,对后人也有难以估量的作用。我们的楷模南丁格尔就是以她的“玫瑰图”创造出奇迹,为护理人员树立起榜样。所以用“头脑”上班的护士,才是新时代所需要的。

我们时时与不同国度、不同文化背景的人接触交流,自己也慢慢历练成资深的护师。在这过程中,我们也在学习语言艺术,提高沟通能力和掌握沟通技巧。情商的提高不仅有助于工作,更让护士姐妹们的生活得到了升华。患者与医护人员的关系可以不像外界说的那么剑拔弩张、针锋相对。我们之间本身就是“守望相助”的共同体,理应和谐地一起面对风雨。愿我们医院的每位患者都记得:在你最失意、最痛苦的时候,护士,与你同在!

假如我有"超能力"

泌尿外科　王政平

 导读

　　拥有"超能力"的都教授是凡人心中的偶像。我们虽然没有"超能力",但每天从事着不平凡的护理工作,我们的护士也是患者心中的"女神"。

　　最近有些怀旧,翻着优酷播放器,对 2 年前热播的韩剧《来自星星的你》记忆犹新,特别羡慕里面拥有"超能力"的"都教授"。他不仅有着帅气的面孔及修长的身材,最不可思议的是,他还有着异于地球人的"超能力"。他可以静止时间长达 1 分钟;可以瞬间空间移动;还有着超厉害的"顺风耳"……当时有报道说,"此片播出如此受欢迎,是能真实反映人类心底的欲望之强大啊!"

　　我非常喜欢剧中的这个角色,有时我会幻想,假如我也有"超能力"……

　　假如我有"超能力",在平时工作中,我可以在 2 个以上患者同时按铃换补液的时候,把时间静止,利用静止的时间去更换患者的补液,这样患者就不会抱怨护士换补液不及时;同样,在急诊间里,我也可以利用静止的时间,把患者的补液冲配好,这样就能加快患者上补液的速度;在抢救患者时,我更可以在这静止的时间内,快速把抢救物品准备齐全,帮助医生提高抢救成功率……可是作为凡人的我,只能老老实实、脚踏实地地做我自己。作为凡人的我,在 2 个人以上患者同时按铃情况下,必须更加严格遵守"三查七对",努力和患者沟通以取得理解;在平时工作中,加强培训急救知识和急救类操作,以便在抢救患者时可以更加熟练操作,抓紧一分一秒的时间。

假如我有"超能力",我可以利用瞬间空间移动来提高我的工作效率,并节省我的体力。试想,我不用拿着补液在病房来回走,只要"嗖"的一下,就可以搞定;早上也不用摸黑起来,在交班前利用"超能力"到病房;有急诊患者检查和手术时,不用等外勤、工务员推着推车来接,直接拉着患者"嗖"的一下就可以到检查室和手术室,大大缩短了就诊时间……可是瞬间空间移动毕竟是人类幻想出来的,作为凡人的我,在工作和生活中只能靠自己的双手和双脚。我相信,就算没有瞬间空间移动,只要我努力、勤奋、事事想在患者前面,一样可以达到瞬间空间移动的效果。

假如我有"超能力",我可利用"顺风耳"去"窃听"患者心中最真实的想法,这样我们可以落实更好的优质护理服务;当患者有病情变化时,我可以比家属更快知道,更快通知医生……可是我没有"顺风耳";有时候答应患者的需求却因为忙碌没有及时做到。其实良好的沟通可以有效增进医患关系,所以,没有"顺风耳"的我们可以把"沟通"这两个字做好。有了良好的沟通,患者和医护人员才有了桥梁,大家才能真正走到对方心里,就算没有"顺风耳",也能坦诚相对。

幻想终究是幻想,繁忙的工作终究会产生一些抱怨,但是我选择了这份工作。认定了这个职业,幻想中希望用"超能力"去解决的问题,我会用自己的一双脚、一双手以及一颗真诚的心来完成它。

其实我也有我的"超能力":勤勤恳恳、脚踏实地! 我身边也有许多和我一样有着"超能力"的姐妹,我们每天相聚在工作中,坚持着我们的"超能力",共同守护这份"白衣天使"的职责。

面对突如其来的责难

消化科　姜莺

导读

　　护理工作是一项合作性的工作，它包括医生、患者、护理人员三方面的配合。良好的人际关系是优质护理工作的保证，沟通是一门艺术，是优质护理工作的基础，看本文作者如何与"暴脾气"的有效沟通。

　　转瞬间在华山已工作15个年头了。冬去春来、寒来暑往，每天的忙忙碌碌中遇到过各种各样的患者。最令人欣慰的，是看到他们转危为安、康复出院。

　　多年的工作生涯中，曾遇见一位"脾气"很大的患者，在此分享我的经历、感受和感触。

　　这是位77岁的老先生，因消化道出血入院。当天我是病房的责任护士。患者入院，医嘱开出急查血化验。我来到床边，核对无误后，准备抽血，此时意想不到的一幕发生了。

　　老先生突然咆哮起来，冲着我大喊"你是什么天使！看都不看我一眼就抽血，什么态度！"我被他莫名其妙地骂了一阵，心想他是患者，就没有计较。我轻声地向他解释："作为护士，我是严格按照查对制度，核对无误才给您抽血的。您现在应以治病为主，发脾气不利于治病。"一旁的家属当时没有吱声。

　　我走出病房，患者的女儿立即跑出来向我道歉，说他发脾气是事出有因的。老先生原是美术教授，平时脾气不错，今天突然"爆发"，是因两天没进食了，很难受,于是不管三七二十一,一股脑儿地将气撒在我身上。我表示理解,我们首先以治病为主,彼此能够相互理解。

第二天,老先生精神状态恢复过来后,看到我,一直为昨天冲我发脾气说对不起。我也安慰他说,您能尽快康复,是我们医护人员最大的心愿。

之后也淡忘了这件事。没想到时隔1个月,收到了一封厚厚的表扬信,其中又提到了上述这件事。原来写信人是隔壁床位的患者,对这一瞬间突如其来的耳闻目睹,震惊之余,非常佩服我当时的处置,为我的行为点赞。

其实,我们的日常,患者都是看在眼里、记在心里的,人人心中都有杆秤。严格说来,我当时的做法也存在"瑕疵"。如果我事先向老先生说明抽血的目的,先向他打声招呼,冲突事件或许也不会发生。医患之间的沟通与理解至关重要。将心比心,以患者为中心,沟通从心做起,关爱从细节做起,"以人为本"是护理工作的职业道德的核心。

护理工作是一项合作性质的工作,包括医生、患者、护理三方面的配合。良好的人际关系是优质护理工作的保证。作为护理人员首先应该调整自己的情绪,全身心地投入工作,与患者进行有效配合,缓解患者的紧张情绪。

"沟通"是做好优质护理的基础,和病患建立起良好的沟通,可以使病患在接受治疗的过程中消除紧张与焦虑感。加强护患沟通,用通俗简洁清晰的语言,结合患者的实际情况采取适当的方法进行有效沟通,可以达到"语疗"的作用。面带微笑主动询问患者,让病人从主观上消除陌生感,对护士产生亲切感,操作时多询问、多观察、多征求患者的意见,满足患者的需求;查房时多安慰、多解释、多鼓励,同时多倾听患者的感受,让患者获得一种被尊重的尊严。另外,可以在恰当的时机使用一些"肢体语言",通过细微的动作,让患者体验到亲人般的关怀。

尊重　信任　沟通　理解

感染科　黄　莺

导读

　　医务工作者,有责任确保医患关系不再继续恶化。尊重、信任、沟通、理解,是改善目前医患关系的重要手段。

　　当人的肉体受到病痛折磨的时候,就更需要得到他人的善意和体贴。一个好护士,就应该从人本的角度出发,体恤患者的痛苦,同情患者的困难,尊重患者的想法,耐心打消患者的顾虑,努力让患者获得肉体和心灵的健康。简单说来就是聆听患者的陈述,有些患者处于对自我生命的脆弱感和由于医疗知识缺乏而产生的无助感,非常需要倾诉。面对饱受病痛折磨,或许是千里迢迢前来就医,或许是家庭很贫困的患者,我们多一份和缓的语言、多一份耐心的态度、多一份和善的笑脸,多一份5分钟的聆听,能给患者带来莫大的安慰。

　　当患者走进医院、踏入病房的那一刻起,他就将自己的健康托付给医生护士。无论患者对我们的信任程度究竟有多少,对于他们的信任,我们都应该有善意的回应。

　　就在写这篇文章的2小时前,我在"华山大道"上遇见一位7年前曾护理过的患者,他一眼就认出我,向我询问当初给做他手术专家的门诊情况,当他一边在叙说之时,我的脑海里拼命地搜索对他的记忆:他是谁? 在当时做的是什么手术? 正当我在想应该怎么问他时,只听见他讲:最近想睡觉,激素水平已经好久没查了,我马上明白了:"你当初好像是做的垂体瘤手术吧""是的,是的,护士长你的记性实在太好了,我就相信你。"随后根据情况,我给他一些建议。看着他满意地离开时,一种成就感油然而生。

西点军校的座右铭——责任和荣誉,只有把提高我们的责任感和服务质量作为工作重点,才能创建一个和谐有序的医疗环境,才能使我们获得应有的尊重和地位。

最后也是关键的一点是及时沟通、相互理解。

世界卫生组织一位顾问曾做过一项调查:当患者诉说症状时,平均19秒钟就被医务人员打断了。不良沟通造成双方潜在的对抗性,医患双方互相防范。一旦患者积蓄的负面情绪超过心理忍受阈限,就可能产生纠纷或爆发过激行为。

医患交流是医德的外化表现;世界医学教育联合会《福冈宣言》指出,所有医务人员必须学会交流和处理人际关系的技能。缺少共鸣(同情)应该看做与技术不够一样,是无能力的表现。医患之间的沟通不仅为诊断所必需,也是治疗中不可缺少的一个方面。

良好的沟通能使医疗活动事半功倍。作为一名护士,我们应该努力锻炼自己的沟通能力,创造一个良好的医疗环境。或许个人的努力对改善医患关系杯水车薪,但我坚信,随着医患双方的相互尊重、相互信任、相互沟通,和谐的医患关系终将到来。

生命里的太阳花

普外科　朱子薇

导读

　　每个生命来到世间就像一颗种子,从生根发芽到开花结果,成长的经历各有不同,但却都有着自己独有的光芒与美丽,希望我们生命里的每一朵太阳花都能灿烂绽放到最后。

　　工作这些年,生离死别是经常上演的一幕。当将一位濒临死亡的患者从死亡线上拉回来的那一刹那,是满满的满足和成就。

　　和往常一样,这是一个忙碌的中班,病房走廊里传来阵阵铃声,我穿梭在病区的各个房间,恨不得脚下踩个风火轮。此时 41 床家属急匆匆跑过来说:"我老婆吐了两大口血,快叫医生来看看。"语气中掺杂紧张、惊恐的心情。我拨通值班医生电话,本能地拿起血压计、氧饱和监测仪飞奔过去,正要给她测血压,只见一口血从她口中喷射出来,霎时,白色的床单渲染上了一片红色,鲜红的血液溅到了我的手上,那还是我上班以来第一次见到这种场面,心里十分紧张。此时值班医生过来了,让我把监护仪及氧气给她接起来,他们也在旁边讨论商量着治疗方案:扩容、止血、化验、输血、中心静脉穿刺以及内镜下止血,该用的治疗措施基本都用上了,患者的生命体征较前平稳,但患者便血的症状加剧,腹痛剧烈,医生开具了病危通知书。值班医生把家属叫到了护士台说:"她现在这种情况失血过多,是胆道破裂导致的上消化道大出血,要立即手术,内镜下压迫止血,手术风险很高,不手术的话随时都有生命危险,希望你尽快决定是否同意进行手术治疗,患者那边的情况很紧急。"此时家属的眼里闪着泪花,感觉白纸黑字,字字都是那么刺眼,仿佛妻子的生死就掌握在自己手上,看得出他与对妻子那份不舍的爱。他妻子住院进行脾切除手术已经有一个多月了,期间一直是他日夜在悉心照顾,前几天还看他们在走廊散步,两个人还逗着嘴皮子。最终他还是选择了手术,颤抖地在手术知情同意告知书上签下了自己的名字,看似平素里坚强的他,此刻泪水还是滴落在了那张冰冷的纸上,他沉默着没有多说什么。去往手术室的路上,他紧紧握住妻子的手,望着他颤抖的背影,我默默祈祷,希望她能平安回来。

23 点 30 分他们顺利返回病房,手术很成功,出血点止住了,恢复良好,在小年夜那天顺利出院了,他俩又恢复了往日里那种恩爱场景,此刻他们的幸福简单却又很真实。

我负责的床位里来了个 10 岁的小女孩,瘦小的个头,脸色看起来很差,但在她的嘴角总能看到两个小酒窝,有着迷人的微笑,她和她的母亲同时住进来了,准备做亲体肝移植手术,由于小女孩的身体状况不是很好,现在在做一系列的检查和术前配型准备,小女孩的母亲为了孩子辞去了国企的工作,每天陪伴着她,她视女儿如珍宝,每天小小的细节却包含着无私的关怀与爱,平常在房间里总能听到"嗨,你又把手放在嘴巴里,细菌那么多,多不卫生","说了只玩一小时的,你都玩多久了,不听话的小孩","宝贝,你好厉害,这关妈妈又输了","宝贝,你真勇敢,刚刚打针都没哭,你平时最怕疼了"……病房里的同事和医生,包括住在一个房间的阿姨们每天也都会给小女孩一些鼓励,小女孩却总是微笑着说:"没事的,我很坚强的。"在她瘦弱的脸上,让我看到了本不该是一个小孩应该有的成熟与从容,像她那样大的孩子原本应该有着美好的童年,在校园里和同学一起上着课、一起玩耍、练琴,这些美好的事物都是她所向往的,她就像一朵太阳花,才刚刚有个花骨朵,等待着含苞待放时,却经历了这样的风风雨雨,希望她能一直这样乐观、开心地笑着,去迎着太阳绽放。

比起他们,我们要幸运太多,因为工作让我的生活态度有所改变,有时候在抱怨生活中那些琐事与不公时,你要知道拥有一个健康的身体对于他们来说是一件多么幸福的事。健康地活着就是一笔财富，我们要用自己有限的生命勇敢地做一些有意义、有价值的事，这样在你回过头来看自己走过的路时，不会为当时虚度光阴而悔恨、碌碌无为而伤感。

我们要学会用心去呵护生命里的每一朵太阳花，保持对生命的一颗赤诚之心。愿每个人生命里的太阳花都能绽放出耀眼的光芒！

做一个"主动搭讪"的护士

心脏科　夏秋怡

 导读

　　优质的护理服务是发自内心地想患者所想、急患者所急。学做一个"主动搭讪"的护士，让我们用积极主动的态度与患者取得更有效的沟通，为患者提供更优质的服务。

　　出于"治病救人"的初心，我选择成为一名护士。转眼，护理这份职业已陪伴我三年。在不断汲取、不断推敲之下，向病患提供更优质的护理和服务，我有着自己的看法，那就是：学做一个"主动搭讪"的护士。

　　搭讪，常被人用作贬义，但在我看来，"主动搭讪"，则能给予病患更多关怀。

　　病房内，护士总是日复一日地做着相似的工作，机械式地完成一位患者的晨间护理，继而转战下一个，或是用沉默衔接一位又一位需要补液的患者。没有护士的嘘寒问暖，患者们并不会觉得情感缺失，他们理解这是他们的工作，大部分患者也习惯用无言面对住院后的每一个早晨。但如果整理病床的护士给予这样的问候："今天天气不错，老张要不要披件衣裳到床边晒晒太阳呢？"护士的"主动搭讪"是打破沉寂最美的方式。

　　护士常常巡视患者，走动于各个病房间，"主动搭讪"有助于解除医患之间的误会。

　　就拿我们病房来说，我总能从普通病房的患者口中听到这样的抱怨"都几点了？医生还不来看我?"难不成医生在偷懒？非也非也！事实上，由于医院设有重症监护室，医生们查房的第一站往往是监护室的危重患者，这就会使普通病房的患者产生"也没见着医生在办公室，怎么迟迟不来关心自己"的不满。这时，途经的护士抱着事不关己、高高挂起的态度，或是寻思着多一事不如少一事的想法做一个"过路人"，患者的不满便会慢慢累积变大，不满情绪就会逐渐形成。这时不妨驻足，上前主动"搭讪"，解释一二，便可以缓解患者的焦虑、解除对医生的误解。

同病房的病友相谈的除了疾病之外，最多的也许就是各自对于现下身处的医院以及病房的看法。有的病患坦率直接，他们对于护理服务有哪些更高要求的期待会悉数指出；有的病患含蓄腼腆，若没有人打开评论服务优劣的话匣子，患者对于各项服务的真实体验怕是我们永远不得而知。没有意见，何来改良？没有反馈，如何前进？这时就需要护士"主动搭讪"，主动询问患者的感受，以便提供更优质的服务。

护理人生　不止生死

神经外科　杨敏超

 导读

　　如果说医患关系是一杯咖啡，那理解与关怀就是一杯温润的奶，调和着苦涩，使医患关系变得和谐而又美妙。今天，我用自己的亲身经历给大家展现一个不止生死的护理世界。

　　神经外科监护室，在外人看来是个平时铁门紧闭、充满神秘的地方，里面是神经外科手术患者术后第一天的观察室，也是神经外科危重患者的监护室，这里面虽然没有家属，但时常上演着医患关系的冷暖故事。在短短15分钟的探视时间，和家属一起给年迈患者过生日，为做好手术的小患者制作些小玩具等等，这些均使监护室充满了点点滴滴的温暖，营造了良好的病房氛围。

　　从事护理工作已经第三年的我，已经从刚开始面对患者死亡的惊慌感性到如今的冷静理性，明白了生命如流水，变幻无常。在短短的三年时间内，我在神经外科监护室里慢慢学会让积极打败消极，让坚强打败脆弱，让真诚打败虚伪，让宽容打败偏狭，让快乐打败抑郁，让勤奋打败懒惰。护理这门专业真的让我学到了很多，不仅是专业知识，从书本上、从临床操作上、从同事那里学习理论或者专业态度和职业精神，更从我们护理的对象——患者身上得到人生感悟。

　　踏上护理工作岗位后，面对患者我从来都是谨小慎微，因为我明白也看到太多不和谐的事情，读书的时候老师也告诉过我们医患关系是世界上最复杂的关系,所以我一直都是少说话多做事,做好本职工作,以免引起患者或者家属的各种想法。说得夸张点,我害怕面对医患关系。但是在经过那一件事情之后,我明白自己这种想法是多么的不成熟,也反思了很多。

那是个很普通的夜班,但我的身体状况却不普通——感冒发热中。坐在房间的桌子前,我书写特护单的同时还不断地打着喷嚏、擤着鼻涕。这时,离我最近的患者,一位和我爸爸差不多年纪的患者说:"小姑娘,你感冒了啊?"当时我还以为是自己发出的声音吵到他休息了,连忙说道:"是的,声音太响了吗? 我去戴个口罩。"正起身去拿口罩,没想到患者说:"小姑娘,你吃药了吗? 有热水喝吗? 纸巾够用吗? 我这有一大包,你拿去用吧!"我的内心在寒冷的夜晚马上感受到了温暖。渐渐地我放下了戒备,和他交谈起来。他告诉我他女儿也和我差不多大,看着我这个样子他觉得特别心疼,还教了我一些对付感冒的小妙招,并说我们虽然学医却不懂得照顾自己。尽管夜色中我不能真切地看到他的表情,但却实实在在地感受到了来自一位父辈的关怀。他说得了病后,特别珍惜家人,觉得什么都不重要,有家人的陪伴和健康的身体才是最重要的。早上我为他抽血时,第一针没有成功,但是他马上说没有关系的,你身体也不舒服,能理解,还鼓励我说针打得一点也不疼,以后一定会成为一名优秀的护士。那个夜班,我至今难忘。

医学本是一个尚未完全被人类认知的科学,还有许多需要人类不断探索的领域,有一些疾病目前尚不能完全治愈,或者说没有百分之百的把握,但是疾病对于患者来说,却是危及生命的头等大事。所以,医患关系,在现代社会成为一种极其复杂的关系。经过这件事后,我觉得其实医患关系也很简单,多一份理解和关怀,少一点责备和猜忌。患者和医生的关系不应该是对立的矛盾,更应该是同一战壕里的战友,需要直接对等的情感、知识,心灵的交流和沟通,需要一种换位思考。也许这样的患者很少,大多数情况下我们的付出不一定会有回报,但不能因为如此就不去倾听。患者的生命或长或短,或璀璨或平淡,细心去倾听、去接触,便会发现这里有一部人生的宝典,向我们讲述着各种生活的真谛和生命的意义。医患关系,不止对立;护理人生,不止生死。

白衣神圣　坚守信念

普外科　邱玉霞

 导读

　　护理文秘的主要工作是配合护士从事一些非护理性的工作,是护士的助手,见证了护士每一天的忙碌,每一天的辛勤。本文从一名护理文秘的角度出发,零距离接触并体会护士的艰辛和不易。

　　有人说,护士是"白衣天使",神话中天使的美丽在于她的圣洁和善良,而你们的美丽在于爱心与奉献。也有人说,护士的工作又脏、又累、又苦,可敬却不可爱。而南丁格尔则说,"护理工作是平凡的工作,然而护理人员用真诚的爱去抚平患者心灵的创伤,用火一样的热情点燃患者战胜疾病的勇气"。

　　10 年前的我,对于护士工作的理解可能最多的就是"打针""换补液",这可能是我们每个人童年生病时对于白衣天使们深深的印象。10 年前,刚踏入社会的我,怀揣着一颗懵懂、好奇的心踏进了病房,成为了一名护理文秘,也让我和白衣天使们从此结下了"不解之缘"。

　　思绪仿佛回到了入职第一天。当护士长将我领进病房大门时,映入眼帘的是走廊满满的病床,此起彼伏的拉铃声,步履匆忙的护士们,以及焦急等待的患者及其家属……而这样的场景,就是我今后每天都能看到、感受到,又切切实实身临其中的华山最忙碌的外科病房,完全颠覆了之前我心目中抑或电视剧中病房的印象。当我渐渐融入自己的工作角色中,见证你们废寝忘食、忘我工作、为患者全心全意服务的动人场景时,我只想说,夜空中的明星,不及你们的光芒;雪夜里的火焰,比不上你们的温热。

相知,使我真正明白你们的执著与信念。

工作初期,当我还在不解护士为何要铺床这个问题时,却发现你们格外珍惜这个与患者沟通的时光,没有家属的喧闹声,病房显得格外悠然安静,你们边替患者整理着床单位边细声轻柔地询问着每一个新患者:"昨天晚上睡得好吗?"不忘再对术前的患者重复着:"首饰都拿下来了吗? 义齿(假牙)都放好了吗?"转身又对术后已几日的患者说:"多下来走走,别怕痛"。每天上午九十点钟是大家最忙碌的时刻,加补液、换补液、做宣教、写书写,这些几乎都在同步进行,也是接手术的高峰。即便应接不暇,每每送手术患者时,你们总是能抽出身来,边认真清点手术携带物品,边帮患者加油打气,缓解他们焦虑的情绪,最后还不忘将肩膀处的被子拉高盖好,怕患者着了凉。护理工作体现在这种日常的平凡小事中。所有的这些点滴,恰恰是人世间最平凡而伟大的温情和关爱,承载了许多人生命的重托,温暖人心,驱走病魔。

你们,每天穿梭巡回于病房和走廊之间,重复着打针、发药、测体温、量血压等繁琐的护理工作。节假日,当人们享受着与家人团聚的时刻,你们仍在自己的岗位上兢兢业业,不知疲倦。我始终记得,面对一度的人力匮乏,护士长带头配制补液,更换补液。生病的护士顶着高热坚守在一线,下班后关上门却瘫坐在沙发上打起了吊针。时至今日仍有很多高年资的护士老师每个月上 8~10 个夜班,可你们却从来没有抱怨、没有放弃、没有提出特殊要求。你们亏欠着对至亲的照顾,但却依然努力践行着南丁格尔烛光下的誓言。

相伴,我想对你们每一个人都说,有你真好。

职业本没有高贵贱低,平凡与不平凡的差别只在于它们的目的是否高尚。犹记 2013 年,我怀孕期间因突发肾绞痛急诊入院,这一住就是半个月,然而就是在这十几天中,作为患者,我亲身体会到了什么是优质护理,什么叫"以患者为中心"。你们把苦与疲累留给自己,将乐与安康送给患者,每次换补液时都会解释补液的用处,询问我的疼痛情况;每次打肌肉针时总是陪我多聊几句,在不经意间,你们完成了操作;当看我心情沮丧地躺在病床上时,你们又总鼓励我多下床走走,走出病房,去晒晒太阳,转移自己的注意力。护士姐妹们的一个微笑、一个眼神、一句问候,真的可以帮助患者排解心中的焦虑和忧愁,帮助患者鼓起勇气面对病痛。仰望星空,脚踏实地,这份曾经的苦难,也让我心中默默坚定当初的职业选择。在工作中有你们的陪伴,也终会让我明晰人生的价值和信念。你们,是冬日里的一缕阳光,使久卧床前的患者感到人间的温暖;你们,是沙漠里的一泓清泉,使身患绝症的人看到生命的希望;你们,是久旱时的一场甘霖,使心灵干涸的人获得情感的滋润;在洒满爱与阳光的日子里,每个人的脸上都洋溢着一种无言的欣喜。而我将和你们——可敬的白衣天使们一起,仰望白衣之神圣,坚守心中之信念。不忘初心,方得始终。

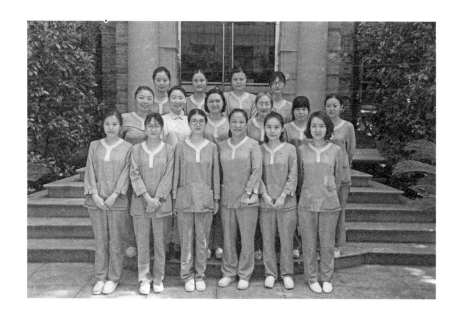

人生的倒数第二站

神经内科　叶　婷

导读

　　人生就像一辆呼啸的列车,而死亡则是每个人的终点站。在抵达生命终点站之前,疾病光顾旅程,医院成为短暂停靠的车站。在人生的倒数第二站,是护士陪伴患者走完他们的人生旅程。

　　认识钱阿姨的时候,她的病情已发展到晚期。腰痛半年才来求医,骨科专家一看便让她去做 PET－CT,直接诊断乳腺癌伴全身脏器转移,医生建议不手术先上化疗。那是 2013 年下半年的事情了,我为钱阿姨做 PICC 穿刺置管的时候,发现她原来是我楼下老邻居的姐姐,一来一往,便相识了。

　　钱阿姨很乐观,化疗效果也很好。刚做化疗时是坐着轮椅的,两三次后就可以走了。化疗结束后,钱阿姨的生活质量也不错,日本看樱花、地中海坐游轮、欧洲游古堡……定期复查了 2 年,平安无事。到 2015 年 11 月常规复查时,发现肿瘤指标反跳。钱阿姨很淡定,听从医生安排,再次接受化疗。

　　对于乳腺专科医务人员来说,肿瘤指标反跳是比较棘手的问题。如果患者身体条件好,按时完成后续化疗方案,还有希望。但是,晚期肿瘤患者身体客观条件往往都不理想,钱阿姨 2 年前就确诊骨转移,这类患者化疗后血红蛋白往往上不去。果然勉强行 3 次诺维本化疗后,血红蛋白指标很低,不允许继续化疗了。钱阿姨还算乐观,每周都盼望着指标合格,即使结果出来不能做,也不难过。因为相熟，家人常常瞒着患者和我电话联系，让我给些建议。沟通中，大家都认为目前能做的就是让患者减少痛苦、舒服些。2016年初，我和钱阿姨还会每周见面一次，维护PICC置管，每次我都提醒自己面带微笑，寒暄几句。

当我们无法挽救或延长患者生命时，是放弃，还是挣扎，或是选择其他，确实是个有争议的问题。但对患者而言，相信都希望有尊严地面对死亡，减少痛苦，平静地离开人世。家属很信任我，每次联系都感谢我提供的专业知识，患者的病情变化也基本按照所预料的发展。因为用了芬太尼贴剂，钱阿姨也不太痛苦。做了十几年护士，发现临终患者和他们家属的感谢是最最真诚的，不需要我们医护人员多做什么，只要尽力做点事情就好。2016年2月，钱阿姨平静地在一所二级医院去世了。

知道她走的时候，我除了难过，更多的是对钱阿姨的感谢。在照顾她的2个多月中，触发我重新认识自己的护理岗位。在上海顶级三级甲等医院里工作了十几年，一直坚信每位患者出院后，都能像童话故事结局那样，从此健康、幸福地生活。钱阿姨让我意识到自己的工作岗位对生存期不长的患者来说非常特殊，这里是他们人生的倒数第二站，这里是他们最后能获得医疗支持的地方。在人生的倒数第二站，我们护理团队为他们提供有效的护理措施，给予他们正确的健康指导，支持他们的治疗措施，延迟他们的复发时间，是那么的重要。

提高护理质量，不再是一句口号。我们总结经验，我们改进流程，我们嘘寒问暖，是为了让这些患者在生命倒数第二站得到优质的医疗护理服务。为了让他们觉得舒适、温暖，也为了延长他们的生命时间。付出的快乐便在于此。

人的生命只有一次，健康的人可能从来没有想过离开人世这个问题，可癌症患者一定会考虑。每天都会认识新的肿瘤患者，微笑——这是倒数第二站里的护士一定会做的事情。我记得钱阿姨刚来时，我们也是这样微笑着鼓励她：不要害怕，接受治疗就会好转。两年多的生存期虽然有遗憾，但已是现代医疗技术的极限了。相信我们传递的关怀，传递的爱，传递的那份真挚感情，一定能更长久地留存在患者和家属们的心里。

在人生的倒数第二站，我感到护理工作的神圣，想起"提灯女神"南丁格尔用爱心和恒心为伤者带去福音的场景。这些对护理岗位的重新认识，让我扬起风帆，重新起航，支撑我带领我的护理团队，为更多肿瘤患者提供优质的护理服务。

仁心仁术　熠熠生辉

皮肤科　朱榴燕

　导读

我们都是平凡人,每天在平凡的岗位上都做着不平凡的事。面对皮肤科患者病情复杂、难以根治、复发率高的特点,我们不仅要治愈患者身体上的病痛,更要深入患者的内心,治愈患者心灵上的创伤,愿他们笑容像阳光一样灿烂。

走进皮肤科病房,迎面而来的是一个横幅镜框,上面是四个苍劲的大字"仁心仁术",这是患者对我们皮肤科全体医护人员高尚医德的肯定,也是对我们的高超技术信任。让我们这些白衣天使倍感欣慰和温暖。

华山皮肤科闻名全国,不少患者慕名而来,康复而归,一个个奇迹在这里发生,又给多少家庭带去健康,重温幸福。

一直以来,给外界的印象往往是皮肤科没重患者,皮肤科病房的工作量相对于兄弟科室比较轻。只有真正踏入皮肤科,真正接触皮肤科患者,才能体会到皮肤科患者的痛苦,感受这些患者由此产生的悲观、消极心理。

女患者卞某,来自江苏农村,就诊时头披围巾,只露出双眼,看不到她的脸,当到病房解开那一块头巾时,在场的患者、医护人员都吓了一跳,由于长年皮疹侵蚀,皮色发褐,五官已经变形,尤其是鼻子,部分缺损,躯干、四肢也有不同程度的溃疡,并伴着臭味。也因这个疾病,患者不愿与他人交流,即便交流声音也是很轻、只字片语。病理切片,创面分泌物培养,始终不能明确诊断,医生不断地请院内会诊,调整治疗方案;护士每天予以创面的湿敷,观察治疗效果,同时做好心理护理,进行沟通交流。渐渐地,患者皮损面积缩小、愈合,脸上也露出了久违的笑容。出院几次复诊随访后,鼻子也恢复了正常的形状。不仅如此,当主治医生了解到,患者女儿久婚未育,还主动与妇产科医院牵线,翌年,该患者家里还添了第三代。患者及其家属每次来复诊,那种幸福无法用言语来表述,只会拉着医生的手,连声说"谢谢! 谢谢!"

　　重症药疹是皮肤科最常见的危重病之一。尤其是大疱表皮松解型药疹,全身皮肤红斑、水疱、破溃,同时累及眼睛、鼻子、口腔、会阴等黏膜,不仅给患者生理上带来了常人难以忍受的痛苦,而且在心理上也造成巨大的恐惧。除夕,我们皮肤科病房就收治了这么一位患者,颅脑手术后丙戊酸钠过敏致重症药疹,患者偏瘫、口齿不清,前胸、后背、臀部、四肢皮肤像烫伤一样,皮肤上覆盖松弛水疱、破溃、尼氏征(＋),皮损超过体表面积80％,这些皮肤破溃都要用0.5％新霉素软膏纱布封包,一块新霉素软膏纱布上要放8支新霉素软膏,用压舌板抹匀、摊平,每天要用十几块。由于患者偏瘫、口齿不清,给我们每天的换药工作带来了很大的困难,二名护士协同换药,穿着不透气的隔离衣一干就是整整一上午,汗水浸透隔离衣下的白大衣。平时的工作中,我们还要做好患者的心理护理,告诉患者"不要害怕,要坚强,我们和你在一起,配合得好,你就恢复得快,就可以早日出院。"患者无法用语言清楚表达自己的想法,但是透过她的眼神,我们看到了她对我们的信任。在科室主任、主治医生、护士长的关心下,经过整个春节长假的护理,患者破溃的皮肤痊愈后出院了。当别人都在与家人欢度春节的时候,我们皮肤科的全体医护人员都在无怨无悔地付出:换药、眼睛护理、会阴护理、导尿管护理……护士长情系患者,每天几次电话询问患者病情,充实人员配备,安排好值班人员的工作任务,交代护理工作的重点、注意事项等等。

　　"仁心仁术"横匾始终挂在皮肤科病房的走廊上,在灯光的折射下熠熠生辉,皮肤科病房的每个白衣天使每天都过着周而复始生活,正如我们护士长常说的一句话:"我们都是平凡人,在平凡的岗位上每天都做着不平凡的事。"

一封患者的感谢信

李 云

一位胰腺肿瘤患者，她在 5 个月里经历了 2 次手术，在整个住院治疗期间得到了华山护士的精心呵护。在出院前她说："如果不把他们对我的好讲出来，将会成为我的遗憾。"

我是一个胰腺肿瘤患者，慕名来到华山求治，在 5 个月的住院期间，病房的护士用他们的行动感动了我，过几天我要出院了，如果我现在不把他们对我的好讲出来，将会成为我的遗憾。

今年的 3 月上海已经步入了春天，可是我的心却是寒冬，因为我被确诊患了胰腺肿瘤。对于长期患病的我来说，这无疑又是一个沉重的打击。年轻时的我便患有心脏病，在 1996 年时接受了瓣膜置换手术，在 2002 年时再次接受心脏手术，置入起搏器，原本以为自己的生活从此便能安逸舒适，没想到病魔又再次降临。

今年年初，我来到了华山的肝胆外科，寻求医生的帮助，想尽快手术，早日康复。3 月 22 日，我接受了第一次手术——胰腺肿瘤的切除术。为何要说第一次，因为非常不幸，由于术后出血的并发症，我在 3 月 29 日再次接受了止血手术。两次手术让原本就虚弱的我不堪一击，现在回想，在这手术后的 4 个月里，除了丈夫每天的照顾，陪伴我最多的就是这群可爱的护士们，每天早上，护士长总是先来探望我、开导我,让我紧张焦虑的心情随着每天的问候,渐渐平复,寥寥几句,却让我感受到了这个大家庭的温暖。

由于长期补液刺激,我外周静脉非常差,但是我又没有条件放置中心静脉,因此几乎每天都要重新打静脉针。在这里我特别要感谢张护士,有一次临近下班时,她给我打针,她仔细摸我的前臂良久以后,对我说:"我摸到一根静脉,但很深,可能要打第二次。"期间有护士来她旁边告知她下班时间到了,可以换中班护士来打针,张护士说:"没事,不就是加班一会儿吗?我还没给阿姨把针打好呢。"虽然我在住院期间打了无数的针,但是这一针让我最为感动,她知道我打针怕疼,所以在寻找了个把小时后,终于找到一条静脉,一次见血!我感谢的不仅是她的一次成功,而是她体恤我的那颗心。

我还要感谢欧护士,因为术后我的腹腔发生了感染,引流管里的引流液异常难闻,欧护士不顾这异味,耐心帮我更换引流袋,胶布裹着引流袋很难拆分开,她怕引流管牵拉会弄痛我,每次都是小心翼翼,更换完新的袋子后,我抬头一看,她早已经满头大汗,让我非常感动。

还有俞护士,夜里她巡视病房,为了不打扰我睡觉,自己特意买了能够调节灯光的手电筒,进房间后将灯光调暗,只为让我不被吵醒。还有很多很多的护士,他们都用热情、细心和优质的护理深深打动了我,这些点点滴滴的关心,我每天看在眼里、记在心里。疾病让我很痛苦,但是他们的优质服务和专业护理让我觉得我不是一个人在与病魔斗争。在我们的共同努力下,我也一天天在好转,卧床2个月后我在床边第一次站立,是他们陪着我;在病房内走一步、两步、三步也是他们陪着我;我的每一步康复,都离不开他们的指导和帮助。

今天我即将痊愈出院,我很高兴,却又有一丝不舍,不舍得这群可爱的护士们,谢谢你们近5个月的陪伴,我知道我即将出院,如果不将他们的优秀事迹诉说出来,我回家后更加没机会。这一份感激,我将深深地藏在心中。

此时此刻我怀着感激之心写下这封信,千言万语,也无法表达我心中的感激之情。感谢华山有如此优秀的护理团队!

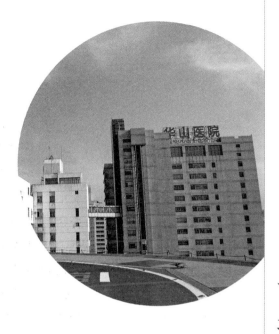

[第三篇]

专科与安全

古语说得好：闻道有先后，术业有专攻。

责任源于态度，细节决定成败，华山护士们正以娴熟的技术、清晰的规划，在职业的道路上自信地昂首阔步。他们将年华与专注献给所钟爱的护理事业，不争荣宠，尽忠职守，今日如此，日日皆然。让我们，走进他们，走进华山护理安全最好的时代。

无论是"小黄人"还是饱受EB病毒摧残的年轻生命，无论是尿毒症患者还是乳腺癌患者，是他们，用专业的水准和坚定的信念，把一个个重症患者从死亡线上拉回；是他们，用扎实的技术和温暖的守护，换回一个个鲜活的生命，换回千家笑语、万家安宁。护者仁心，职业本能，善良使然。他们用专业诠释什么是工作，用微笑提示什么是生活。

随着科学技术的发展与医学专业的分化，不论是高层次的医疗工作还是高水平的护理技术，都已经转化为团队活动，单枪匹马的时代早已一去不返，新的时代，新的机遇，MDT的形成，是大势所趋，团结合作，协同攻关，共筑爱的铜墙！

一次次穿刺(PICC)，一回回换药(造口)，一声声叮咛(健康教育)，无处不体现我们华山护理的专业形象。无影灯下，和机器人一起守护生命，爱心与技能同放光华！

技不在巧，而在仁。护者，输的是液，救的是心；发的是药，给的是情。

你的生命是我们坚持的信仰

皮肤科　朱榴燕

 导读

　　医者就像一名战士,坚守在自己的阵地上与病魔顽强抵抗;医者更像一位天使,用温暖与专业为病患驱赶绝望。本文见证了华山皮肤科医护人员与年轻患者共同经历生与死考验的那份惊心动魄,更见证了他们为生命倾心付出的那份努力与坚持。

两颗感冒药　一纸病危通知书

　　2015 年 7 月 13 号,原本是平凡的一天,但突然来到的阿辉却让我们都记住了这一天。

　　阿辉全身发疹近 2 月,入院时查体:面颈部、躯干、四肢泛发弥漫性红斑,上见大量松弛性水疱,大部分水疱破裂、皮肤松解,尼氏征(＋),口腔及外阴黏膜破溃伴大量渗出,口唇结黑痂,双眼结膜充血。急诊拟"中毒性坏死表皮松解症"收治入院。由于皮疹面积累及全身 90％以上,说白了就是体无完肤,与重度烫伤无异,极易诱发皮肤多重菌混合感染,医生随即开具医嘱告"病危"。

　　年轻的责任护士的第一反应:这个小朋友是不是被什么炸伤了?容不得多想,我们立即投入了对阿辉的治疗之中。

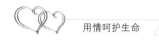

时间就是生命

7月28日早晨换药时，发现阿辉的面部、躯干、四肢有大量渗血，以面部为重，予纱布压迫止血，一层一层厚厚的纱布叠上去，很快全部被鲜血染红，几乎同时"七窍流血"，阿辉鼻腔、口腔、耳道里都是不断外涌的鲜血，结成血凝块。逐渐阿辉开始呼吸不畅，深深的恐惧笼罩在阿辉身边。

此时阿辉身旁站着两名护士：一个是刚踏上工作岗位一月都不到的新护士，而另一个是工龄20余年的护士长。他们一边把阿辉的头偏向一侧，一边安慰着"别紧张……深呼吸……有我们在……别害怕……"但出血丝毫没有要停下来的意思，阿辉的呼吸越来越困难。"我是不是要死啦？啊！啊！我透不过气啦！"阿辉唯一没有被纱布封包的双眼露出了无助和恐惧，越来越急促的呼吸让阿辉的话语犹若悬丝。血压迅速降至89/51 mmHg。说时迟那时快，护士长毫不犹豫徒手伸入阿辉口中将堵住气道的血凝块抠了出来，血凝块足足有成人食指那么长。

度过了暂时的危险，急查了血小板计数：$21 \times 10^9/L$［正常值为$(125 \sim 350) \times 10^9/L$］。唯一的方法就是输注血小板，但是血库血小板告急，阿辉救命的血小板告急！阿辉的父母绝望了，阿辉是他们唯一的儿子啊。面对这样的情况，院部和血液中心多次沟通，为阿辉争取到了保命的血小板。

不计得失　患者为上

在治疗阿辉的过程中，面对如此疑难、罕见的病例，我们全科上下群策群力，面对每天出现的新状况（皮肤全身大面积溃烂；血小板低，出血再三发生；肺部、血液重症感染）、新难题，我们想到是：要救他，救活他，救回这条年轻的生命。

如何观察患者的出血情况？面对阿辉日渐下降的血小板，最低为$1 \times 10^9/L$，也就是几乎测不出的程度。如此低的血小板，随便翻个身可能就会因为内脏出血而丧命。责任护士守护在床边，每半小时一次观察阿辉的病情，倾听阿辉的主诉，观察阿辉有无腹痛，大小便的常规、颜色、隐血；尿垫渗血的颜色、重量，尤其是巩膜颜色。

如何选择外用药？传统的皮肤溃烂大换药是0.5%新霉素软膏纱布封包，但是经过观察，发现其滋润度不够，每次换药都会把部分长好的新生表皮撕拉下来，不仅不利于皮肤的生长，而且会加重皮损处渗血。怎么办？挑战传统：采用0.1%肾上腺素生理盐水溶液先局部压迫止血，再用0.5%新霉素软膏加尿素脂封包。

根据阿辉的病情，每天保证三路静脉通路通畅，才能确保所需药物的输入。如何保证有效、通畅的静脉通路是个难题，阿辉全身没有一块完整的皮肤，既看不见浅静脉，又无法建立深静脉通路。护士只能凭积累的经验和精湛的技术解决这一难题，并且尝试用弹力网套固定浅静脉留置针。

病区里每一位护士对于阿辉的护理都一丝不苟，不怕脏，不怕累。每天从眼睛护理、口腔护理、会阴护理，全身皮肤破溃处的大换药，到更换整个床单位，往往这些事情就要忙一个上午。有时病区年长的患者见此情景不禁会问："小姑娘啊，你们在家里是父母掌上宝，啥事也不用操心，阿辉这个样子，你们怕不怕呀？"年轻的责任护士笑着答道："我们也很怕的呀，但这是我们工作，只要踏进病房换上白大衣，我们就必须坦然、勇敢面对。"

我们不放弃也请你们要坚强

看着病床上面目全非、骨瘦如柴的孩子，面对着一次次下达的病危通知书，面对着治疗的不见起色，面对着治疗所需的不菲花销，这个小家庭开始有些撑不住了。父母难以抑制情感时就跑到病区后楼梯抱头痛哭，哭后擦干泪，面对孩子时又要强颜欢笑，父母甚至有了放弃治疗的念头。

这可能是这个世界上最揪心、最无奈地选择了。有哪个父母真的愿意放弃自己的孩子？更何况是一名全家已精心培养了21年的翩翩少年？

"医者父母心"，面对这样的疑难病例，"有时去治愈，常常去帮助，总是去安慰"用在我们华山皮肤科全体医护人员身上，是再合适不过的了。

"阿辉爸妈，阿辉会好的，孩子这么懂事，你们作为父母这么配合，我们医生护士这么极力抢救，还有那么多携善款而来的好心人，阿辉一定不会辜负这一切，一定会好起来。"护士长的这番话宽慰了阿辉父母的心。

阿辉是个坚强的孩子，2个月以来始终没有因为病痛哭闹过，默默承受着一切,有时还鼓励我们大胆仔细地换药、打针。阿辉的懂事更坚定了我们的信念,我们全体医护人员自始至终不言放弃,同时也鼓励阿辉的父母咬牙坚持、不放弃。可以说,"阿辉一定要活下去",几乎成了我们共同走过这艰难的 2 个月的共同信仰。

在全科室坚持不懈、日夜守护之下,阿辉的血小板由最低的 $1 \times 10^9/L$ 逐步上升到 $95 \times 10^9/L$,皮肤不渗血了,血液和肺部的感染控制了,阿辉能下床走路了,能自己吃东西了……

2015 年 8 月 25 日,进院时像被"炸过了的"阿辉,终于恢复了他原有的模样,这是一个清秀明亮的男孩。他康复了,他出院了。

我们全科上下始终为他悬着的那颗心,也放了下来。就像自己的孩子、家人得到康复那样的幸福。我们的坚持,等来了最希望看到的结果。

医者有时候就像一名名战士,在我们这片没有硝烟的阵地上顽强抵抗,与病魔斗争;医者有时候又像一位位天使,用温暖与专业为患者及其家人驱赶绝望,获得信心。

医者之大不仅在于治愈人更在于医心

阿辉,感谢你的康复出院,让我们对自己的职责与使命有了一次更深刻的体悟,更坚定了我们的信仰!

后记

最近联系到了小伙子,得知他已经回到学校上学,生活回归了最初的幸福,我们衷心地祝福他健康! 快乐!

妙手仁心："小黄人"变形记

普外科 李 娟

导读

　　我们把需要接受肝移植手术的儿童患者称为"小黄人"，儿童肝移植与成人肝移植相比，护理难度更为突出。华山肝胆外科开展儿童肝移植以来，一个个"小黄人"的成功变形，一个个"新肝"宝贝的顺利出院，均离不开华山肝外科护理团队的努力与付出。

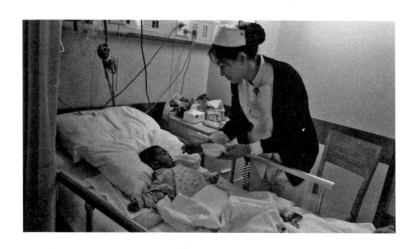

　　一说到孩子，人们脑海里呈现的总是红扑扑的小脸、白胖胖的小手。如果说健康和快乐是人生最重要的两件东西，并可以转让，我相信作为孩子的父母

都愿意把他们的那一份让给孩子。

在我们这里住的却是另一群同样天真、可爱的孩子,只是他们和正常的孩子有点不一样,他们迫于无奈穿了一件长长的"黄色的外套",变成了一个个"小黄人"。他叫豆豆,2014 年 7 月出生,乌溜溜的眼睛像两颗圆圆的黑豆子,所以家里人昵称他"豆豆"。出生才 2 个月大的豆豆不幸被诊断为先天性胆道闭锁(先天性胆道闭锁是一种肝内外胆管出现阻塞,可导致淤胆性肝硬化而最终发生肝衰竭,大多数患儿将在一年内因为肝衰竭而死。肝移植是先天性胆道闭锁发展至终末期唯一有效的治疗手段)。可怜的小豆豆 3 个月大时在某儿科医院做了葛西手术(葛西手术是患儿在接受肝移植以前的一种过渡性治疗,90 天以上行葛西手术的患儿 5 年生存率只有 21%)。手术暂时缓解了豆豆的病症,胆红素数值也慢慢地下降。父母以为,豆豆这下会好起来了。可事与愿违,术后并发症"胆管炎"又缠住了豆豆。2015 的 7 月,刚满 1 岁的豆豆再次发热住院,治疗不见好转。主治医生经过全面检查后,确认豆豆需要进行肝移植。8 月 15 日,豆豆从儿科医院转入华山普外科病区,开始了各项术前准备,豆豆的妈妈已经过各项前期检查,配型成功,符合捐赠肝脏要求。8 月 27 日,一切准备就绪,华山肝移植团队和复旦大学儿科医院团队携手,经过近 10 个小时的手术,终于顺利地将妈妈健康的 40% 的肝脏移植给了小豆豆。

在华山普外科病区,有太多太多像小豆豆一样接受肝移植手术的"小黄人"。自 2014 年 5 月开展肝移植以来,在近 3 年时间里共完成了 300 余例肝移植手术,其中儿童肝移植 31 例,最小的患儿只有 5 个月。儿童肝移植手术堪称移植手术上的明珠,与成人移植相比,手术难度高、风险大、术前准备、术后全面监测的护理要求严格,加之医院本部未设儿科,普外科病区的护士们可谓是披荆斩棘、咬紧牙关、团结一致、迎难而上。患儿的安全是一切医疗护理工作之本,为此病区护士倾注了更多的心血、精力。从出手术室那一刻起,途中的转运安全,入监护室后各类导管的固定防滑脱,正确精准的各类静脉用药,术后病情的观察,各种并发症的预防等等,都需要护士拥有专业的专科知识,丰富的临床经验,扎实的操作技能。细节决定成败,患儿术后均带气管口插管回病区,如何有效地实施气道管理,是患儿术后护理的重中之重,包括口插管的固定、外露长度、吸痰的深度、呼吸机运转观察、出现插管移位及呼吸道堵塞时急救处理与配合等等。另一方面,术后遵医嘱使用抗凝药物静脉维持,以降低术后门静脉血栓并发症的发生率,对于可能出现的出血情况,护理过程中更需严密的观察:各引流管的色、质、量,有无皮下出血,伤口敷料有无渗血,牙龈有无出血,黑便等。从术前的床位安排、用药指导、心理护理、PICC 置管甚至饮食、生活起居,术后的监护、导管护理、并发症的观察与护理、免疫抑制剂的应用等等,病区的护士们都以患者安全为第一宗旨,丝毫不敢懈怠。他们每日频繁穿梭在病区里,时刻重复着不变的核对、检查;关注着监护仪上不停跳动的数字;落实着各项基础、专科护理,宣教着一条条健康指导。每当看到小患儿日渐转红的小脸、笑着亲亲我们的脸庞,跟着我们欢乐地跑前跑后,叫我们一声"护士阿姨好"的时候,所有的辛苦、劳累、委屈都值了。

亲爱的"新肝"宝贝们,现在的你们是一个美丽童话的开始,是一个崭新的人生! 虽然你们在小小的年纪就经历了风雨,但要相信,你们也会看到,风雨过后更加的美丽的彩虹。

难度和态度

神经内科　金　莺

导读

　　医学有难度，但医学更需要有态度。医学态度是对健康的负责，是对生命的敬畏。唯有安全、专业的医学态度，才能赢得患者的信任。本文讲述了作者在工作中以积极主动的态度，充分发挥自己的专业与责任心，克服一切困难，勇往直前的故事。

　　偶尔和小同事们聊起这段"搬迁史"的时候，内心还会有点小得意，但"想当年"却在无形中给自己套上了框架。十几年来在同一个环境中做着重复的工作，我积累了丰富的临床经验，娴熟的操作技能，渐渐地从思想上开始有了惰性。我的工作变成了机械的劳动，却没有体现以人为本的护理核心；我理所应当地接受小医生们谦虚地叫自己"老师"，却没有耐心体谅他们的失误；我耍着小脾气扯着大嗓门，却安慰自己这只是性格的体现；我收获了虚捧的称谓，却感觉不到自我的价值。突然我发现自己除了"老"，没有任何的优势。

　　在社会和医学发展如此迅速的时代，改变自己的态度，面对自己觉得有难度的事情，当我认真踏出第一步时，我发现自己踩得很结实。

　　15年来，神经内科一直有一间病房的格局与众不同，从以前的"重点室"、"观察室"到现在的"重病室"，无论它叫什么，性质从未变过，里面的护理人员和设备配置都是最高的，躺着的患者病情也是最重的。8个床位，长年满员，忙的时候光呼吸机就能塞满整个房间。重回重病室工作，我不仅仅要担任好一个责任护士的职责，更要从一个管理者的角度去发现和杜绝问题。训练自己有敏锐的听力：迅速分辨呼吸机、输液泵、鼻饲泵和监护仪的报警音，精准定位、及时处理；培养自己有精锐的眼力：从患者的生命体征和症状变化中预判病情发展，如重症肌无力吞咽分级Ⅲ～Ⅳ级的患者饮水后出现声音变化，应考虑患者是否存在隐性误吸的风险；锻炼自己的心：面对插管、气管切开、肢体无法活动但意识清楚的患者，每一次经过床边时多看一眼，多停一会儿，尽量从口型、眼神中了解他们的意图。我也开始尝试主动与患者家属沟通，放缓语速，让自己多点微笑；我向护士长请教在团队中发现的工作隐患，寻求解决的办法。我发现这其实并没有多大难度，我只需要从思想上改变态度，就能收获工作中的成就。

医生的查房时间对我而言是最重要的时刻，参与查房不仅能更准确地了解患者目前的病情现况和诊疗方向，更能提升自己的专科知识，同时也是与主诊医生沟通患者病情的好时机。以前我总觉得临床工作这么忙，哪有时间参与医生查房，但尝试去认真做一回后，我发现自己那些"丰富的临床经验"十分微不足道，让我坚定了想成为一名专科护士的信念。现在重病室的医生都会向我主动询问和讨论患者的病情，让我感到鼓舞。能够为患者和医生所需要，既体现了自身的价值，也突破了沟通的难度。

最近我开始跟进运动障碍组的诊疗和随访工作，同时还利用微信建立了一个帕金森照顾者的护理群，积极参与运动障碍组的授课，从疾病发展过程中寻求护理的切入点，了解患者及其家属的需求，既可以健康宣教又达到延续护理的目的。现在我用自己积极的态度认真地走好专科护理的每一步，哪怕遇上难题，也有信心去克服。

最后我想说，无论在哪个科室或是哪个病房工作，作为一名护士，爱心与责任心，是我一直以来坚持的工作态度与底线。有时候面对这些问题，那些事，端正自身态度，或许当你再回想时，一切会豁然开朗。

琴弦和鸣,共谱生命的交响乐章

感染科　曹晶磊

 导读

　　PICC导管对很多患者来说是生命通道,但出现状况时,导管的"去"还是"留"一直存有争议。以下介绍一个通过医护团队协作来解决这一难题的案例。该案例参加第三季"循道杯"全国总决赛,并获"最佳学术奖"。

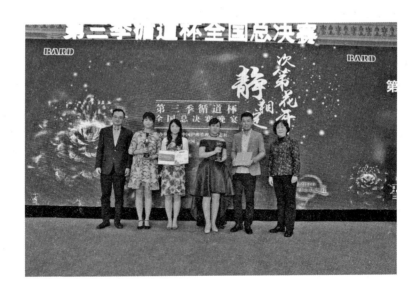

　　小宇,一名22岁的小伙子,正值风华正茂、初露锋芒的年纪,却因为不明原因的反复发热20余天,拟诊为"发热待查",被收治到华山感染科。发热,也许

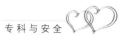

有很多人会觉得不是什么大事。感染科过去 10 年中,有 80% 的发热待查患者是因为感染性疾病、肿瘤等疾病明确诊断的,但最终还有 20% 的病例诊断不明,可见这是一种复杂的疑难杂症。

小宇入院时,持续的高热,达 39℃ 以上,白细胞数也居高不下,Epstein-Barr 病毒阳性,入院后给予大剂量的激素、丙球蛋白、多种抗生素联合治疗的同时,又进行了一系列的检查。夜以继日持续的高热,还出现了血压的下降。在疾病的折磨下,看着每况愈下的小宇,父母焦急万分,忧心忡忡。经过一周紧锣密鼓的检查,结合各种检查指标,最终小宇被确诊为"EB 病毒感染并发的噬血细胞综合征"。

这是个很凶险的疾病,伴随着多器官多系统的受累,总体预后不良,其中 EB 病毒引起的噬血细胞综合征预后最差,病死率为 50%,这对小宇一家人来说,无疑是晴天霹雳,听着陌生的病名,摆在他们面前的是一张病危通知书……

"一定要救救他……"父母慌乱地说道。此时,任何安抚都是苍白的,只有让小宇好转起来,才能让这家人重新露出笑容。

必须争分夺秒,主治医生立即给小宇制订了依托泊苷的化疗方案。此时,对 24 小时几乎不间断输液的小宇来说,他的外周静脉情况已不能满足目前的治疗方案,于是我们参考了国内外的诊治指南,选择了 PICC 置管。首先,鉴于感染科的特殊性,我们评估了小宇入院以来的多套血培养,都是阴性。其次,为了防止出血,我们准备了吸收性明胶海绵和弹力绷带,并请资深 PICC 专科护士为小宇置管。

值得庆幸的是,穿刺过程非常顺利,一次成功。

一切看似那么的顺利,当我们以为小宇的治疗终于步入正轨时,他的病情却发生了急剧恶化,在经过了第一个化疗疗程后,短短 10 天内,他的白细胞和血小板持续下降,屡屡接报危急值。

"导管相关性血流感染"——这个名词首先映入了医生脑海,继发感染?我们陷入了沉思。

全身只有这一根导管,要不要拔管?我们围绕这个问题,展开了激烈的讨论。

此时,感染科的护士表示,小宇的病情仍然很重,拔管后再置管风险很大,

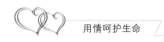

同时考虑到化疗的治疗方案,这根 PICC 导管对他来说是生命的通道。

PICC 专科护士则表示,可以先暂停使用,第一时间迅速抽取血培养来获取实验室微生物学诊断的依据。

此时,针对小宇疾病的多学科诊治模式(MDT)医疗团队诞生了,由感染科的医生、护士,PICC 专科护士,以及检验科医师组成。团队成员参考国内外治疗指南,展开多次激烈讨论后,一致决定暂缓拔管,并给予一系列措施和对症治疗,感染科的护士还给小宇安排了单间病房,进行保护性隔离。

在大家焦急的等待下,血培养的报告出来了,都是阴性,大家终于舒了口气。

随着后续治疗的顺利进行,小宇白细胞和血小板逐渐恢复正常,体温也趋于正常,小宇的家人露出了许久未见的笑容,舒展了紧皱的眉头。

经过一个多月的治疗,小宇病情好转,出院了。

华山的感染科,是全国重点的感染性疾病诊疗中心,每年数以万计的患者慕名而来。成功的案例,取决于医护团队的协作,"一枝独秀不是春,万紫千红春满园"。

经过随访,我们了解到小宇目前已经回到了工作岗位,重奏生命的乐章。

MDT 团队为专科护理保驾护航

内分泌科　庄　鹃

 导读

　　多学科诊疗模式（multi-disciplinary team，MDT）是当今无可替代的医学诊疗模式，已成为医学治疗的主流趋势。垂体瘤 MDT 团队作为我院 MDT 治疗模式的先行者，结合患者的差异性表现，运用个体化治疗，最终让患者看到了生命的春天。

　　医疗就像是一场战争，而医护人员在战场上的敌人则是那些看见或看不见的、纠缠着患者的病魔。有时候白衣天使们明知不敌也要亮剑，勇敢地战斗到底。可是要打赢一场仗不仅仅需要锋利的剑，更关键的是怎么用一切可以利用的资源，最快、最直接地解决这场战斗。

　　2016 年，有一位这样特殊的患者在 MDT 团队的共同努力下迅速地康复。

　　患者是位年仅 30 岁的年轻小伙，2016 年 3 月发现其体重增加、脸部变圆、脖子增粗、腹围增大、手面部痤疮明显，体重在 3 个月内增加了 10 kg 左右，多处肋骨骨折并伴有臀部多毛、肤色加深、多饮、多食、多尿，夜尿 2～3 次，患者认为是自己饮食过量引起的，当时没有引起重视。随后 5 月份开始出现明显乏力，9 月份出现双下肢皮肤起水泡或磕碰后破溃，无法自行愈合。11 月 2 日晚上 11 点左右，患者起身后突然脸色发白、出冷汗，随即晕厥，伴有意识丧失、小便失禁，约 10 分钟后才恢复正常，家属立即把他送到急诊。

2016 年 11 月 10 日,患者收入内分泌科病房,入院后患者存在皮质醇异常升高,高血糖、高血压、肥胖、骨质疏松、肋骨骨折、下肢多发性溃疡等。根据患者的临床表现,拟诊"皮质醇增多症",进一步明确病因。

起病的突然以及病情发展的迅速,让年轻的小伙支撑不住,被折磨得痛苦不堪;满脸的痤疮,急剧升高的血糖使患者情绪低落,家人也是慌作一团,六神无主。

MDT 团队及时介入,首先叶教授带领内分泌科医护团队对患者进行了一系列的定性和定位的诊断。在仔细查看了患者的病历及检查资料后,迅速作出诊断:"库欣病"。明确诊断后,神经外科王教授参与病案讨论,结合患者的影像资料,诊断为垂体瘤,并为其制订了最优化的手术治疗方案。

内分泌病区的护理团队除了帮助患者做好生活护理外,碰到的难题就是难治性的下肢多发溃疡。患者下肢水肿,血糖又高,身上出现多处的皮肤溃破,原来的没有长好,新的地方又开始溃破。护士每天交班就开始细数这些破溃的地方,希望不要再出现新皮损。每次,护士换药都仔仔细细,小心翼翼地擦拭,生怕把薄薄的皮肤擦破,如果碰到渗液多时,更需要耐心。每次换药时,患者无数声的"谢谢",使我们倍感温暖。

2016 年 11 月 30 日,患者在全身麻醉下行"经蝶垂体瘤切除术",术后当天皮质醇明显下降。但好事多磨,患者又经历了人生中的又一次磨难:术后第二天出现了呼吸功能的下降,转到了神经外科监护室,进行气管插管接呼吸机辅助通气。内分泌医疗团队继续跟踪患者的内分泌化验结果,调整激素的用药方案,内分泌护理团队继续和神经外科的护士沟通患者的病情,并每天按时给予换药,患者虽然口中插着管子不能说话,但每次换药,总是对着我们竖起大拇指,让我们信心满满。

功夫不负有心人,由于激素水平的明显下降,患者血糖控制稳定,生命体征平稳,能自主呼吸了,气管插管也拔除了,下肢的伤口也基本愈合,终于出院了。

这位患者是幸运的,因为 MDT 的团队,能迅速进行诊治和护理,真正实现对患者的一体化治疗。对于我们来说,能护理这样的患者也是工作的动力,患者对医护人员百分百的信任和托付,使我们对从事的事业更有信心。

　　这位年轻的患者治疗期间与我们 MTD 团队医护人员建立了深厚的友谊，临出院前与我们所有的护士一一道别："各位护士姐姐，是你们给了我第二次生命，你们是我的守护神，我会积极配合治疗，好好生活下去！"

　　垂体瘤 MDT 团队的所有医护人员，正在不断地探索和创新，为每个患者创造出更优质的医疗和护理，创造出人类的奇迹。

专业、安全，彰显华山风采
——PICC专科护理门诊成长记

普外科　王俐稔

 导读

2005年1月，我院开设PICC维护门诊，负责治疗间歇期患者的PICC导管维护。如今，PICC门诊全面负责门诊患者和住院患者的穿刺和门诊患者的维护，并成为上海市护理学会的实训基地之一，年穿刺量位居上海市综合性医院前列。他们专业，他们真诚，他们是华山护理最亮丽的名片之一。

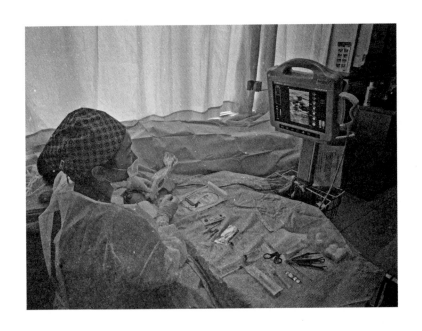

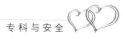

　　随着 PICC 门诊量逐年递增，PICC 技术在全院各部门推广应用。2010 年 9 月，扩张改建后的 PICC 门诊全新开张，开诊时间为周一至周五全天。拥有 2 间诊室，外间为维护诊室，配备 1 个服务中心、3 个导管维护台和全院联网的 PICC 导管信息管理平台，负责门诊患者的维护；内间为置管诊室，配备 2 张 PICC 穿刺操作床，便携式床旁超声仪器和 PICC 穿刺专用无菌包等，负责住院患者和门诊患者的穿刺。2 间诊室环境布局均符合医院感染管理相关要求。诊室配有自助挂号、叫号系统，影视音响设备、可循环播放 PICC 健康教育宣教片或背景音乐等。护理部成立 PICC 护理质控组，隶属于护理安全质量管理委员会下的静脉输液小组。以"质量、安全、服务"为抓手，依据 3 次的 JCI 国际评审和国内三级综合性医院评审等标准，PICC 护理质控组持续改进 PICC 相关的规章制度、流程、书写、SOP 等，制订了 PICC 专业组工作管理制度、PICC 护士准入制度、PICC 操作能力年度考核表、PICC 置管操作权限表、PICC 置管护士职责、PICC 留置护理记录、PICC 维护护士职责、PICC 穿刺 SOP、PICC 维护 SOP 和 PICC 拔管 SOP、PICC 突发事件应急预案等。"一针置管成功率"、"血流性导管感染发生率"、"非计划性拔管率"、"血栓发生率"，作为常态化专业监管指标。

　　现在，医院拥有以护理学科带头人为首的 PICC 专科护理小组 56 人。其中主任护师 1 人，副主任护师 3 人，主管护师 8 人，其余均为护师；本科学历占 60％以上。通过送选 PICC 专科护理小组参加上海市护理学会等的 PICC 专业培训和赴美国、中国台湾、香港等地学习静脉治疗，小组成员期望得到更高层级的资质认证。小组每季度定期开展业务学习培训，包括 PICC 穿刺系列课程和维护系列课程，有案例分享、论文导读、操作演示等形式，确保全院护士培训统一，考核统一，保证同质化。PICC 专科小组成员们以患者的安全为工作宗旨，开展"点滴服务感人心"活动，这对于饱受病痛折磨又处于困境中的患者来说，无疑是莫大的帮助。每次置管前的知情同意谈话签字，术前执行 Time-Out 核对，他们都一丝不苟；置管后的健康教育，他们全面又耐心。门诊开张至今，未发生一例投诉，而多次收到锦旗、表扬及感谢信。大爷、阿姨、叔叔、小妹、帅哥等亲切的称呼常挂他们的嘴边。时间久了，他们与患者都成了好朋友。

　　近 5 年来，PICC 门诊工作量逐年稳步上升。全院的置管技术由过去的盲穿、赛丁格技术，改为 B 超引导下的赛丁格技术，大大提高了一针置管的成功率,一次穿刺成功率99.7%,静脉炎等并发症下降30%,患者舒适率和满意率提高。2016年全年门诊维护人次过万,置管超2 500人次。现医院门诊置管每月接待近30名外院慕名而来的患者。一位患乳腺癌的患者,10年前因一侧乳房切除后进行化疗,当时没有PICC技术,整个化疗过程因血管细而受尽痛苦。去年肿瘤复发需要再行化疗,对于自己的静脉条件,她几乎绝望了。我们的专科护士金护士根据患者的静脉条件,在穿刺时采用了目前国际上最先进的B超引导下的塞丁格置管技术,为其顺利地建立了静脉通道,让其顺利完成整个治疗。她说:"是这根导管挽救了我,是你们PICC专科护士专业、娴熟的技术,给了我生命续存的机会和勇气。"

为了更好地满足病患,PICC专科护理小组延伸了优质护理服务的内容,实施全程教育模式,帮助患者康复回归。将院内服务延伸至院外,把PICC门诊电话留给每一位患者,建立微信平台,随时解决患者的各种困扰与忧虑;修订《置管患者教育手册》;开发PICC手机APP康复助手;组织"护患联谊会",为患者早日康复回归社会带来了更多的实际意义。2013年3月22日,应上海人民广播电台的直播邀请,我院PICC护理专家参加《活到100岁》现场直播,向上海听众普及了PICC相关知识,收到了广泛好评。2014年,我院PICC门诊成为上海市护理学会PICC实训基地,至今已接受20名穿刺学员、36名维护护士到我院实训,助力上海各二、三级医院PICC专科护士的培养。

爱,在这里传承
——我的造口专科护士之路

手术室　王莺

 导读

2001 年,华山开设了上海首家伤口护理门诊。如今,已拥有 3 名国际造口治疗师,华山也已成为上海国际造口治疗师学校的实训基地。本文讲述一名造口治疗师成长之路上的感人故事,"有时去治愈,常常去安慰,总是去帮助",患者的信任和肯定,是她继续前行的动力。

1993 年的夏天,我从护理前辈手中接过象征传承的红烛,转眼已逾 20 多载。

护士的工作是平凡的,南丁格尔曾经说过"护士必须有一颗同情的心和一双愿意工作的手"。记得在我护理的患者中有这样一个香港老太太,年轻时是大家闺秀,爱社交、爱美,对于生活质量和个人隐私,她有着自己的坚持。但是老太太因患神经源性膀胱疾病,发展下去膀胱造瘘将是她唯一的出路。我们主任说可以试试自身导尿。最终患者辗转到了我这里,我手把手地教她,怕她记不住,还特地将操作流程刻了光盘让她带回去。没想到我的专业知识竟然能帮助老太太免于手术,大大提高了其生活质量。这对我触动很大,原来护理不仅仅只是打针、发药。于是成为一名专科护士的梦想在我心里生根发芽,2009 年我从上海国际造口治疗师学校毕业,光荣地成为了一名国际造口-伤口-失禁治疗师(ET)。

说起 ET 这个简称，可能大多数人第一反应是斯皮尔伯格执导的电影《ET》，但是在医学界，ET 代表着一类职业，即造口治疗师（enterostomal therapist），专门负责腹部造口的护理、预防及治疗肠造口并发症。从 1961 年第一个造口治疗师学校的成立，至今已有 56 个国家和地区拥有具备专业造口知识的外科医生和资格认证的造口治疗师，ET 的服务范围也进一步得到扩展，从造口护理到伤口和失禁的护理，同时还扮演着除了执行者以外的教育者、辅导者、研究者和管理者等多重角色。

华山的伤口门诊成立于 2001 年，是上海最早的伤口专病门诊，由伤口护理专家孙老师每周定期坐诊，她是我们心中的"老法师"。2010 年我刚从 ET 学校毕业没多久，在门诊遇到一个阴囊皮肤病的患者。由于会阴部皮下组织薄弱，术后伤口大量渗液、皮瓣坏死，还伴有阵阵臭味。当医生找到我要求帮忙处理伤口时，我当时心里颇有几分不情愿。但在"老法师"的鼓励下，我排除了心中的顾虑，鼓起勇气跨出了换药的第一步。也许是我每天坚持换药的执著精神、也许是我丰富的专业知识，最终患者带着满意而归。

最让我感动的是来自一封有着三十几年教龄的特级教师徐校长的来信。"每次护士长给我换药，我那种惶惶不可终日的恐惧心理一扫而光，这是我在其他地方换药时所没有的。她的爱心、她的精神，给了我自信、自尊，令人敬佩。"徐校长是一位前列腺癌根治术后的患者，术后半年伤口一直未能愈合，医生也束手无策。当他来门诊找到我，通过对病史的详细了解和对伤口的评估，我制订了针对性的护理方案，最终伤口得到愈合。看着老人开心的笑脸，我的内心由衷地为自己是一名专科护士感到自豪。

护士被人们尊称为"白衣天使"，也许只有同行才能理解我们的辛苦。在充满各种伤口气味的门诊，在各种颜色的伤口旁边，病家一句肯定的话，一个真诚的笑脸，都使我正能量爆棚，满血复活。

感　谢
——我的腹透专科护士之路

肾病科　孟秋凤

 导读

　　腹透替代治疗是尿毒症患者通往健康生活的道路之一,腹透专科护士则负责尿毒症患者腹透评估、健康教育等的评估工作。本文讲述了一名普通的腹透专科护士在工作 20 年间的点滴付出,感动着每个人。

　　曾经看过张柏芝主演的《心语心愿》,好喜欢她演的护士,好憧憬这个职业。美丽、善良、温文尔雅的白衣天使,还能遇到你的白马王子。

　　"想好了就好好去做,做了就不要后悔,不要退缩。因为人生的道路很短暂,要好好珍惜,你只知道自己出生的日期,但死亡何时来临谁也不知道。"这是父亲的告诫。既来之则安之,既然选择了这份职业,我就要努力去做好,决不能退缩。

　　时间滴嗒滴嗒地过,我在工作与生活的各种磨炼中不断成长。尤其是在慢慢接触到腹透专科后,我的人生观发生了很多改变。

　　腹透护士的工作包括对患者的透前评估、围术期伤口管理、制订患者的腹透评估方案;饮食管理、后续的健康教育、随访等;甚至调整腹透处方,都需要腹透护士的专业意见。能成为华山腹透团队的一员,高兴之余,也感觉压力甚大。为了丰富自己的专业知识,休息时我会去图书馆,工作中遇到问题请教身边的老前辈,每天回家则把一天的收获进行整理并做笔记。

　　人体的肾脏有强大的代偿性,所以很多患者都是被突然诊断为"尿毒症",从而不得不进行透析治疗。悲伤、抑郁、无助让他们的世界变得灰暗,愁云密布。腹透替代治疗是他们通往健康生活的道路之一。如何走进腹透患者的心、打开他们的心灵大门,并让他们勇敢地走出来,也是腹透护士的工作之一。我试着在进行治疗、护理时与他们聊天,倾听他们的感受,把我护理的身边患者、与他们相类似的成功病例介绍给他们,让他们重拾生活的信心。"开不开心都是 24 小时,我们已经生病了,很痛苦,所以不要再给自己添烦恼了好不好。暴风雨过后会有彩虹。"这是我常对他们说的一句话。在他们接受、信任我之后,我会给他们提要求。"嗯,笑一笑吧!哇,你笑起来真好看,记得要多笑哦。笑容要一天比一天多哦!"接着患者之间也会互相感染气氛,病房里笑声多了、快乐也多了。

　　一眨眼工作 20 年了,记得有一句话"三分治疗、七分护理",我当时一直觉得这话说反了,到现在我才明白了这句话的真谛。治病先治心,俗话说"心想事成",它的另一个含义就告诉我们这个"心"有多重要。

　　腹透专科护士给了我更多成就感,不仅是业务上还有精神上。经常会听到患者对我说"你昨天休息啊,我没看到你",看到自己被他们接受,我真的好高兴,这种幸福不是用金钱可以得到的。

　　现在回想当初父母放手尊重我的选择是多么智慧,他们要让女儿自己去经历人生,去耕耘并感受收获的喜悦。感谢父母。

　　感谢我的领导、同事们,你们的信任与帮助让我茁壮成长。

　　更感谢我的患者们,虽然我没遇到我的白马王子,但你们的笑容与接纳让我觉得自己当初的决定是那么英明,这份职业多么有意义。是你们让我站在更高的地方体会幸福的含义,幸福不是索取,幸福是付出。

热血青春，永远在路上
——我的 ICU 专科护士之路

普外科 　徐 燕

 导读

复旦大学护理学院开展了 ICU 专科护士的系统培训，作者作为第一批学员，利用学到的知识在临床上勇于实践，开拓创新，走出了属于自己的专科之路，在职业道路上自信、自强地昂首阔步。

提笔写下专科护士这几个字，内心充满了疑虑，虽然接触专科护士已一年有余，但我仍然没有底气以专科护士自居。首先，专科护士必须具备很强的专业背景，我惶恐；其次，国内对于专科护士并没有达成共识，没有专门的认证机构。

早在 20 世纪初期，美国便提出了专科护士的概念，目前已有 10 万余专科护士，涉及 200 多个护理专科领域。他们被称为高级实践护士（advanced practice nurse，APN），包括：麻醉护士（certified registered nurse anesthetist，CRNA）、助产护士（certified nurse midwives，CNM）、专科护士（clinical nurse specialist，CNS）和开业护士（nurse practitioner，NP）。我国香港在 20 世纪末期也逐渐开始发展专科护士，目前已初具规模。我国大陆地区继中华护理学会后，各省市已经相继在危重症、急诊、手术室等护理领域培养专科人才，并且根据自身需要，发展了糖尿病、伤口-造口、骨科、老年病、化疗、中医等领域的专科护士。

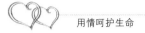

　　复旦大学护理学院开展了 ICU 专科护士的系统培训,我有幸成为第一批学员。该培训班为期一年半,学习内容非常丰富。复习了专业基础课程,并系统地学习了科研方法。另外,还有各地护理界精英和我们分享"护理发展中的问题",并邀请各大附属医院护理专家为我们传授护理管理方面的先进理念和实战经验。最后,来自匹兹堡护理学院的两位资深教授和 NP 为我们上了重症护理实践课。理论课程结束以后,我还有幸去匹兹堡大学及其附属医院进行了为期 3 周的 CNS 见习。匹兹堡附属医院 ICU 有 2 名 CNS,管理全院整个 ICU 系统,主要工作内容负责 ICU 护士的培训、护生的总带教工作、相关护理操作流程的制订及更新,解决护士工作中遇到的疑难问题,改进护理质量,进行护理研究等。

　　整个课程结束,我充满自信,跃跃欲试想要真正成为一名专科护士,甚至一度认为找到了人生目标,干劲十足,加之学院老师的鼓励,同学之间的交流,更是热血沸腾。这其中不乏年轻气盛之势,而年轻也成了工作开展的障碍——没有资历,没有职权,甚至都没有底气号称专科护士,因为确实没有任何的认证。幸运的是,我得到了来自各层领导的大力支持,护士长特意为我开设了一片"试验基地",一个房间,六张床位,并配备了给力的团队。作为一名年轻的"专科护

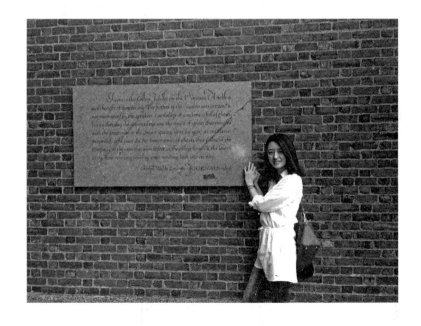

士",第一需要取得同事的认可,为此,护士长给我很多病房教学的机会,展示我的专业水平,为我这名初出茅庐的"专科护士"做了许多铺垫工作。在这块"试验基地",我开始了自己的尝试。每天的工作都热火朝天,关注每一个患者的病情,随时评估和观察每一个患者的病情变化,主动与家属交流,患者每一个进步都能给我们带来安慰。用心去做一件事其实是一种享受,包括与医生、患者、家属的互动,当赋予某件事物某种情感的时候,你会觉得它意义非凡,感受到付出和收获。

这是我的"专科护士"初始体验,它发自于热血,但绝不止于热血。专科护士的稳步发展需要可持续发展模式,这个模式尚未形成,影响因素诸多,但这是新事物发展的普遍规律,在摸索中求发展。值得庆幸的是它受到了越来越多的关注,业界对专科护士的呼声越来越高。因此,我坚信总有一天,我们会找到自己的路。那一天,护理更是一门专业,而不仅仅是服务。护理学的发展蒸蒸日上,每一个护士都有着清晰的职业规划,在职业道路上自豪而又自信地昂首阔步。

我在路上,期待有更多的人携手共进!

我 们 在 改 变
——循证护理学习有感

神经科　卫　慧　张　铮　任　琳　黄胜燕

 导读

　　复旦大学 Joanna Briggs 循证护理合作中心是由复旦大学护理学院与澳大利亚 JBI 合作建设的循证护理研究机构,是全国护理领域内首家区域性循证护理专门机构。作者们参加了该中心的第一期证据应用项目的培训,并结合临床进行选题立项。由最初的门外汉,到熟练地将临床最佳证据的实践应用,充分显现改变的力量。

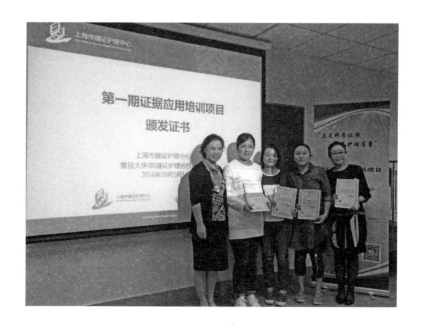

澳大利亚的"Joanna Briggs 循证卫生保健中心(JBI)"建立于 1996 年,是一个国际性循证卫生保健合作中心,是公认的、全球性的、循证保健领导者。该机构主要活跃在护理、康复、精神卫生及其他卫生保健领域,致力于通过为护理、助产学、医学和其他健康专业人士提供相关资源来促进和支持基于证据的医疗保健。

JBI 的目标是在护理及相关领域促进全球性循证实践活动,促进合作中心、协作组、临床专业人员、研究人员之间的沟通和协作,通过开展证据综合、证据传播、证据应用等系列活动,提高卫生保健实践活动的可行性(feasibility)、适宜性(appropriateness)、意义(meaningfulness)和有效性(effectiveness)。

复旦大学 Joanna Briggs 循证护理合作中心是由复旦大学护理学院与澳大利亚 JBI 合作建设的循证护理研究机构,是全国护理领域内首家区域性循证护理专门机构。中心以"合作共享、推动我国的循证护理实践"为宗旨,积极汇总护理及相关学科领域文献数据库等护理学术资源,提取护理证据,并积极引进国外循证护理资源,通过开展系统评价、证据转化相关研究,构建我国护理领域的临床实践指南,为广大护理人员的实践与决策提供最佳的依据。

循证护理又称实证护理或求证护理,是将来自临床专家的研究、患者的愿望和现在的研究资源整合成为最好的证据,制订患者的卫生保健计划。循证护理模式包括 4 个连续的过程:循证问题、循证支持、循证观察、循证应用。

我们 4 人有幸至复旦大学 JBI 循证护理合作中心进行证据应用项目的培训。此次培训项目主要针对一线临床护理管理人员,上海市共 11 家三甲医院的 44 位护理人员参与培训。与以往参加的培训有着很大的不同,要求拥有相同科室背景的 2 名学员为一组去完成一项证据应用项目,我们 4 人中 2 位来自神经内科、2 位来自神经外科。

在 5 天的封闭式学习中,我们进行了"循证护理发展"、"循证资源检索"、"学会评价文献质量"、"读懂系统评价和 Meta 分析"、"理解知识转化和证据临床应用"、"发挥护理领导力"等一系列课程的培训,并在很短的时间里完成项目的选题并书写项目的开题报告,预测项目实施中可能遇到的各种障碍及应对措施,并在理论培训结业时以 PPT 形式展示汇报。

学习过程比想象的艰难许多。最初两天理论学习,用"知识爆炸"来形容丝毫不为过,我们清楚地意识到自身的不足。了解到差距就更应努力,"勤能补拙",在这5天的封闭式学习中,每日会去复旦大学图书馆检索中英文文献寻找证据,常常边吃着简单的晚餐边讨论项目中的种种问题,如证据如何转化为我们的审查指标? 如何将证据本土化……回家后还要书写项目开题报告。

列项目选题的过程也颇为纠结。上课时老师反复强调要选择临床中遇到的真实问题,将护理问题结构化形成项目的PICOs即循证护理问题,然后查询该领域有无文献资源并系统评价文献质量,以寻找来源于科研的证据,对科研证据的有效性和实用性进行审慎评审后,将证据进行本土化转化并植入护理系统进行应用。开始我们两组所选择的临床护理问题,有的没有证据支持,有的虽有证据支持但与国情不符无法做到本土化。在导师的悉心指导下,我们最终确定了两组选题,分别是《女性脑卒中患者尿失禁盆底肌训练的循证实践》和《鼻饲喂养成人患者冲管的循证实践》,在自己的努力下一步步地在数据库中查找到了高质量的符合临床需要的证据,整个过程真正做到了将培训的理论应用于实践,提高了我们的循证实践能力,缩短了证据与实践之间的差距,也改变了我们以往觉得循证护理高不可攀的看法。

循证护理的学习是一种形式,感受是一种心得和收获,学以致用才是我们的真正目的,我们这次完成的两个实践项目,也许不会带来翻天覆地的变化,但是对临床护理工作我们都有了新的思考,对工作中的一些传承下来的所谓"常规"也会有新的反思,学着用一些评判性的思维思考问题,用科学的手段检索各种先进的护理观念,克服各种内在和外在的障碍和阻力,落实已经被大量研究证实和推荐的观点,帮助我们解决实际的护理问题,哪怕只是诸多问题中的一个细小方面,从而提升我们的职业价值。

因为感触,所以改变。我们在渐渐改变,按制度常规做,用评判性思维看待事物,头脑风暴否定刻板传统,直至今天的应用证据,用证据的手段在现实中实践。用证据说话,是我们最大的感触。

丰碑无语　行胜于言

心脏科　*沈蕴之*

 导读

　　"铁打的病房流水的患者",作为医院危重症患者的"集中地"之一心内外科重症监护室护士工作量可想而知。病情变化快,症状危重,专科性极强等,都是对护理人员的考验,而高效的专科护理正是患者获得成功救治的安全保证。

　　医院为优化医疗资源及促进各学科的多元化合作,决定组建心内及心外科重症监护病房,组建病房经历的风风雨雨及经验教训让全病区医护人员不断地成熟、成长。

　　重症监护的专业特点决定了病区的封闭性,但同时其多元化的团队又要有开放的知识结构以更好地服务于患者。因此,为了体现我院的专科水准,促使监护工作的顺利开展,护士长在前期详细制订了心血管科重症监护专科护士培训方案。包括:球囊反搏(IABP)、肺动脉锲压(PWP)、动脉压(ABP)、中心静脉压(CVP)、血流动力学监测技术;有创及无创呼吸机的应用;各类穿刺操作的配合及维护;术后体液及营养疗法;术后疼痛护理;血气分析、酸碱平衡及电解质治疗;医院感染的防护;术后常见并发症的处理等。这些规范化的培训提高了护士的专科业务及对突发事件的应急能力,亦能更直观、更早地监测危重患者的病情,积极配合医生救治患者。平时,护士长也在工作中利用晨会、护理查房、业务学习的机会向护士们灌输尽心尽责的理念,传授各种专科技能和经验,以及在沟通、探讨疑难杂症中获取的心得,并通过实际工作中的临床指导、案例分析帮助护士们完成从陌生到了解、从了解到熟悉、从熟悉到专业潜移默化的转变,最终独立胜任并热爱重症监护的岗位工作。另外,为提高护理品质,科室还制订了重症监护培训手册及疑难病例讨论手册,建立病区源相关性置管感染预防的集束护理措施,实施危重患者及心外科术前患者的风险评估,应用SBAR 沟通模式实施危重患者的交接班与医护沟通,建立对心力衰竭患者的多学科合作的个案管理模式等一系列专科优质护理措施。通过改善专科护理措施,细化流程,不断提高专科护理质量。

繁重忙碌的工作、病魔的残忍、死亡的阴影,这个没有硝烟的战场,充满压力和挑战,更是令很多人望而生畏……然而我们用专业的水准和坚定的信念,把一个个心跳停止、血压下降、心电图异常的患者争分夺秒地从死亡线上拉回,挽回一条条鲜活的生命,换回千家笑语,万户欢声。在日常工作中,病区的护士视患者如亲人,时时处处关心体贴患者,给予无微不至的关心和护理。当无数人进入甜美梦乡时,我们还穿梭在各个病床之间;当人们居家团圆的时刻,我们还坚守在工作岗位上。在医院特有的氛围中,我们走过了清纯的少女年代,走过了炙热的青春年华,我们用一颗真诚的心来照亮无数个漫长的夜晚。

在全科室医护人员的努力下,科室组建以来累计收到表扬信 100 余封,获得锦旗 30 余面,患者的满意度每月达标,更顺利地迎接了卫生部的三级评审检查和 JCI 复审,实现了业务和道德的双丰收,真正体现了"以患者为中心,以服务质量为保证"的水准。

作为重症病房的基层管理者,护士长通过近半年的病房组建及管理的历练,在专科业务及管理经验中受益匪浅,其中更少不了全病区护士们的辛勤付出。是的,虽然我们没有过人的聪慧,没有惊人的伟绩,却拥有一颗圣洁而善良的心灵。面对一个个失去鲜活而仍在跳动的生命,我们用最真诚的爱心、强大的责任心细心守护、悉心照料。虽然我们如小草般渺小,似春风般轻微,但我们载着春的活力、春的希望,守候在一个个脆弱的生命面前,为这个神圣的职业增光添彩。在家里我们是女儿、妻子、母亲,是最普通的女性;在这里,我们又不是普通的女性,我们是天使,是这个世界上时刻与生命同行的人。

垂体瘤 APP 新体验

神经外科　殷志雯

随着移动通信技术的发展，以智能手机为代表的移动终端已经在人们的生活中广泛普及，华山神经外科病房运用 APP 技术，为患者及其家属提供多方位、个性化、持续性的医疗护理健康教育服务，使之成为医疗护理领域的创新型新媒体宣教工具。

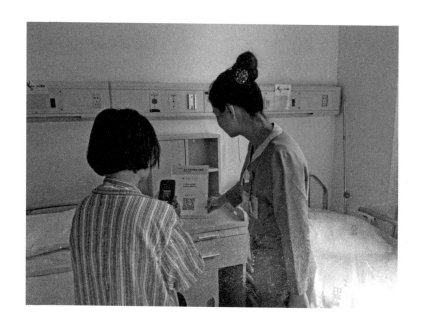

　　华山神经外科年手术总量逾万例,来院诊治的广大神经外科病友及其家属面对突如其来的疾病,急需各类相关的健康教育知识。医护人员每天也需要花费大量的时间与精力重复各类疾病的健康教育。

　　垂体瘤是一种常见的颅内肿瘤,患者在手术治疗后还需要长期的内分泌治疗与激素监测。此外,由于手术可能会影响垂体功能,出现垂体激素水平下降,因此在围术期要给患者口服激素治疗,并根据垂体功能情况逐渐减量直至停药。激素类药物的减量过程需要延续至患者手术出院后 6～8 周。因此,整个垂体瘤患者治疗过程更需要来自专业医护人员的健康指导。

　　2015 年 6 月,我们开始启用康复助手 APP。我们对该软件进行了系统的整体规划,对相关功能的数据库进行详细设计,组织垂体瘤诊疗专家及专科护士根据多年的临床经验与患者的需求,以科学严谨的态度反复论证、审核制订开发神经外科手术系列的健康教育课程,成为本市较早利用智能移动终端为广大神经外科病友提供健康教育服务的医院。

　　患者只需用智能手机下载康复助手 APP,扫一扫课程二维码,就可以不受地域、时间限制,定期、定时收到康复助手 APP 推送出的从入院到出院后的各类信息。康复助手 APP,将神经外科的疾病、手术、康复相关的健康教育知识与医护人员的宝贵专业临床经验进行优化,形成全流程的医疗护理康复宣教指南。按照患者入院的时间点和治疗过程,将传统的口头宣教和纸质媒体宣教进行升级改造,定时呈现在患者与家属的手机上。

　　移动新媒体型健康宣教既便于患者及其家属更好地接收来自医护人员专业健康教育,又能有效减少医护人员的重复性工作,提高对患者及其家属健康教育的效率。同时还有助于提升健康教育信息传递的有效性和延续性,为医护和患者家属提供了全新的"掌上移动医疗护理"体验。

　　自 2015 年垂体瘤康复助手 APP 上线起,已经有众多的垂体瘤患者受益。根据反馈信息,它改变了原来以医护为主的健康教育模式,深入交流患者最关心的问题,体现个性化教育。患者觉得操作方便,学习简单,对术后康复很有用;护士觉得减少了重复工作,提高了工作效率;医生觉得沟通容易了,患者的遵医行为提高了,复查及时了。特别是出院后激素类药物的服药提醒与减量信息的定时推送,提高了患者激素药物服用的依从性,有效地保障了患者的用药安全。我们定期听取患者及其家属的意见与建议,不断进行改进,以达到为患者提供最全面的治疗护理指南、最具针对性的康复提醒、最人性化的康复关怀的目的,提升垂体瘤患者对医护工作的满意率。

垂体瘤健康教育 APP 在得到患者好评后,我们又开发了动脉瘤健康教育 APP,同时还增添了满意度测评、出院后护理问题答疑及出院后关注问题跟踪记录的环节。我们还将进一步开发胶质瘤、脑膜瘤、脊髓肿瘤等各类神经外科疾病的健康教育 APP,以期更多的神经外科病友获益。与此同时,也能尽可能减轻医护人员的重复工作量,使医护人员将更多的时间用于临床。

"勇士"走进手术室

手术室　徐翔蕾　陈慧珍

导读

　　达芬奇手术器械操作系统是目前最先进的机器人手术辅助系统,是微创外科技术的革命性曙光。该技术的应用改变了手术治疗模式,打破了传统手术室护理配合的方法,给手术室护理配合带来了新视野和新挑战。

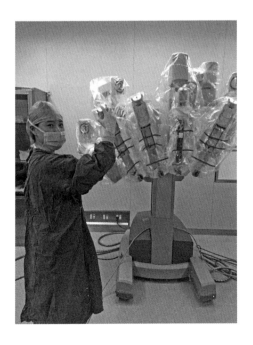

　　华山手术室迎来了一名"勇士",他就是达芬奇机器人。他昂首挺胸,自信满满;他三头六臂,永远不知疲倦;他通宵达旦地帮助医生实施精准的微创手术⋯⋯

　　医疗的迅猛发展,带动了护理技术的进步,面对"勇士"的挑战,手术室工作人员积极应战,成立了老、中、青相结合的达芬奇专科护理小组,无论年资大小,一切从头开始;无论是理论学习,还是手把手、一对一的实战演练,大家均毫无怨言,默默努力。手术室选派了6名护理骨干赴香港学习达芬奇机器人手术的最新护理配合,在传统手术的配合中,洗手护士、巡回护士和手术医生工作很直观,各负其责,三者共同交叉部分很少。而达芬奇机器人手术,要求手术医生、洗手护士和巡回护士共同完成机器人系统的术前安装,术中调试、定位,术后拆卸、归位、清洗等工作。作为团队的一员,我们护士不仅对机器人要有全面深入的了解,还要了解手术系统设备和器械的操作步骤、使用方法及对器械仪器的科学管理意识,减少由于操作不当引起的故障及仪器损坏。对于系统发生的报警或碰撞等事件,及时与医生进行交流沟通,定期请专业工程师对系统进行保养和维护,每月进行新仪器、新设备的学习,准确掌握新知识,在工作中不断培养独立处理术中意外情况的能力,不断总结工作经验、教训,更好地配合医生运用新技术。还针对泌尿外科机器人手术体位的特殊性,研制了特殊的体位垫和体位枕,为手术患者提供了安全保障。

手术室像一个简单的武林,除了刀光剑影,少有轰轰烈烈的生死离别或天崩地裂的情感爆发,一切都在平淡中见真心,对职责的真诚,也在无声的一举一动中。台上十分钟,台下十年功,所有的付出都默默地藏在自己的肢体语言中。我们唯一"自叹不如"的是:数次机器人手术连续作战,三天三夜,无眠的 72 小时,"他"依然精神抖擞,收放自如,没有任何疲劳的征象,而我们却由于超负荷的工作病倒了,躺在感染科的病床上。好在我们不是单兵作战,我们有一支具有强大凝聚力和战斗力的团队,"岂曰无衣,与子同裳,王于兴师,修我甲兵,与子偕行。"古之立大事者,不唯有超世之才,亦必有坚韧不拔之志,生命是人间之大事,我们是今之立大事者。人与机器的最大差别在于一颗"心",一颗坚守的心,一颗善良的心,一颗舍我其谁的职业之心,所以我们比"勇士"更出色。

经过一年多时间的学习,目前达芬奇专科护理小组成员们都已经全面掌握机器人的操作,成功配合医生运用达芬奇机器人进行手术 231 台,这是 2016 年最大的收获之一。

手术室是一个极具挑战性的地方,手术配合的综合技术含量在不断提高,为了使我们的手术护理能与先进的医疗技术相匹配,我们精益求精、不断进步。

驿外断桥边,寂寞开无主。已是黄昏独自愁,更著风和雨。

无意苦争春,一任群芳妒。零落成泥碾作尘,只有香如故。

天使们,在这个初春,无影灯下一起守护生命,传递满满正能量!

细致入微　温暖相伴
——我的血透专科护士之路

血液净化室　陆楚涵

导读

终末期肾衰竭、一系列的代谢紊乱、体内毒素无法排泄出体外，这是血透患者的特点，他们只能依靠血液透析维持异常脆弱的生命。本文讲述一名专业的血液净化室护士，用自己细致入微的观察、专业的技术，温暖陪伴患者度过艰难的故事。

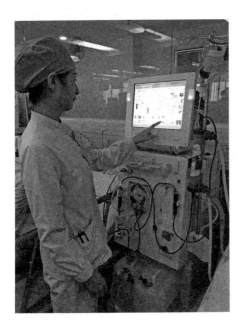

2015年我的工作开始轮转到血液净化室。由于血液透析的专业性十分强，护士长为我安排了"一对一"的带教老师。在最初的2个月里，我重点学习血液透析的相关基础知识、动静脉内瘘的穿刺、上机、下机操作等。经过一个个操作规范化训练之后，我经历了从陌生、熟练到独立完成血液透析治疗的过程。

在我刚开始独立当班的时候，我最大的追求就是"针能打进、治疗过程顺利、安全下机"，对于作为新手的我来说，只有一步一步地完成规范化操作流程以保证不会出错，有时候难免遭患者"嫌弃"，进而心一急，满脑子就只有打针、打针、打针，热火朝天地上完机后，还要焦虑："这患者的针是不是打得不好。""啊呀，这机器的静脉压怎么又显示高了？""咦，为什么这机器的动脉压又显示低了？""机器怎么一直报警，好烦啊"……整个治疗过程的 4 小时我往往在焦虑中度过，没能更多地去关注患者的病情动态变化，有时候就会忽视一些急性并发症的先兆症状。慢慢熟练掌握穿刺技巧之后，我变得不那么焦虑了。发现要真正做到保证顺利和安全，关键在于"细致入微地观察"。

就拿最常见的急性并发症——低血压来说，有的患者出现打哈欠或肚子疼有便意时，往往可能血压已经降低了。血透患者因为是慢性病程，身体虚弱，经常有疲乏感，加之血透整整 4 小时躺在床上，所以有时候他们打哈欠或睡觉大家都见怪不怪，也不会在他们睡觉的时候特意去叫醒他们以确认他们是否有意识，或在他们打哈欠的时候问他们是否有不适、是否需要量血压，但有时候正是这样的一不注意，后面发生的低血压就会让你措手不及。更有甚者，有的患者为了完成超滤量，怕你停超滤，就算你细心询问"你有什么不舒服吗？"患者也会隐瞒："妹妹，我好得很，我没事的。"我们这儿有一个老太太就是这样执拗，据我观察，她经常在血透进行到 3 小时之后就开始哈欠连连，脸部潮红，问她有什么不舒服，回答你永远都说好的，没事，量量血压却往往只有 80/50 毫米汞柱左右，还不让我们暂停超滤，如果我们强制停超滤就跟我们吵；有时候，上一秒还在讲话，下一秒就短暂意识丧失了。因此，血透进行到 3 个小时后，我就会特别关注她的症状，给她设置 15 分钟自动量一次血压，她还是依然打哈欠，依然会睡觉，只不过我会隔段时间叫她一次，听她答应才放心。她也爱大声地回应我，像是要特意告诉我她好得很似的，特别可爱。

另外，比如对于静脉压力、动脉压力和跨膜压的异常，我们也要给予很大的重视。我们科室里有个老师，做事特别仔细认真，经常在患者旁边巡回观察，能发现很多问题。有一次，她看见一个患者的静脉压特别高，检查了一遍管路，没发现扭曲打折的现象，静脉穿刺处也没有肿胀，于是她就怀疑是管路静脉段有哪里塞住了，用 150 ml 生理盐水冲洗了一遍，果然发现静脉壶里有一个很大的血块，赶紧更换了管路，避免了管路凝血的并发症，患者的治疗得以顺利进行，否则，很可能造成患者大量的意外失血。在老师的言传身教下，我特别关注跨膜压和静脉压的异常，就算机器不报警，我也会时不时瞄一眼屏幕上的压力值，尤其对于血液高凝、抗凝剂剂量使用较大的患者，只有他们的压力值在正常范围内我才放心。

透析治疗虽然只有短短的 4 个小时，但这个过程中，还有太多太多的内容需要我们去关心，比如管路的各个夹子是否该关闭的关闭，该松开的松开？患者的穿刺是否渗血？有没有空气进入管路？防止空气栓塞，等等。

护理工作是平凡的，也是需要"细致入微"的，只有看得多、查得勤，透析患者的安全才能得到保证，我们也能顺顺利利地完成所有工作，开开心心、毫无顾虑地下班回家。怀细致之心，行入微之察，让我们都行动起来。

陪伴是最长情的告白
——记一次特殊的抢救

神经外科　谢　莉

 导读

　　作为一名从业 20 年的护士来说,抢救患者已经不是一件稀罕事,虽说身经百战,却也有无力的时候。本文讲述了作者抢救患者家属的一次特殊经历,真实、无奈,但令人感慨万千。

　　某天早晨 6：30 左右,突然听到某患者家属在病房的厕所门口焦急地呼唤,我和我的搭班护士立即赶到厕所门口。拿出硬币(为确保患者安全,病房厕所安装了特殊门锁,即使里面上锁,外面也可以用硬币打开)将反锁的门打开,发现一位老太太倒在洗手台下,我们立即协助家属将其抬至床上,通知值班医生并推抢救车到现场。老太太的脉搏、呼吸及血压均已测不出,我们与医生一起立即对其实行心肺复苏,并呼叫神经外科总值班,总值班也以最快的速度赶至。抢救过程中,我们发现老太太没有穿病号服、且手腕上没有佩戴代表身份的腕带,可以判断出此人并非住院患者。但是救死扶伤是医护人员的天职,任何一位医生、护士都不会允许一个鲜活的生命在自己的眼前就这么消逝。我们没有丝毫的犹豫,立即对她实施了心肺复苏、“心三联”静脉注射,乃至电击除颤,但是监护仪上始终没有显示生命体征。我们依然不肯放弃,持续心肺复苏、再除颤,再“心三联”静脉注射……汗水从每一位轮换的医生护士的额头滴落,但是抢救依然在继续着。可惜的是最终,我们没把这位老太太从死神的手中抢回来。

事后经过了解，知道遭遇不幸的是某患者的老伴，而患者本人前一天刚接受手术治疗，当晚转入神经外科监护室监护。夜间留在我们病房等待的是患者的儿子。老太太那天早上6点独自赶到病房，却在如厕时发生了不幸。我们在抢救中，通过询问家属，得知其有心脏病病史，夜间一个人在家因为挂念手术的老伴而未能好好休息，到达病房时已神色憔悴。

虽然我们尽了最大的努力，但依然无力回天，不禁唏嘘、心生感慨。上海是一座老龄化城市，目前老年人口约占总人口的30%。他们一生辛劳，本以为老了、退休了，可以在公园、小区里晒晒太阳，聊聊家常。可如今多数50～60岁左右的老人们是照看第三代的主力军，他们辛辛苦苦把自己的孩子拉扯大，现在接着拉扯孩子的孩子。他们大多喜欢亲力亲为，不舍得花钱请钟点工完成家务劳动，更不舍得让自己的孩子受累，他们有太多的"理由"替孩子完成各项繁琐的家务。

不禁想起近几年身边的热点话题，有关生完孩子公婆给了多少"营养费"、孩子是自己爸妈带还是公公婆婆带、每个月贴补老人多少家用、公公婆婆房产的归属……桩桩件件，大多都是在向老人索取，忘了从何时起妈妈脸上开始出现皱纹，爸爸两鬓的黑发被白发取代，而我们却依旧心安理得地被当做孩子一般受宠爱。虽然我们现在的确压力很大，生活工作均呈快节奏，有时候对父母有点顾不上。但是这件事给我们敲响了警钟：父母总有一天会老的，会再也帮不上我们，会最终离我们远去……到那时后悔，一切都太晚了。这个世界上许多东西都还有可能有机会找回来，但父母走了就再也找不回来了。

一条生命消逝了，那么突然；看似偶然，却又似乎带着一丝必然。如果前夜有人陪着老太太，她是否能稍稍安心，多睡一会？如果那天有人陪她一起到医院，她是否能在漫长的路上得到多一点的照顾？如果当时有人陪着她一起上厕所，她是不是不会倒在厕所？一切的如果都已没有意义，生命只有一次，父母只有一对。老人们真正的保障，不是每月政府发放的养老金，不是社区偶尔的慰问，更不是我们这些繁忙的子女们给的花销。我们的确也真的很忙很累，但是我们还是要留出时间给我们的父母。"子欲养而亲不待"的感伤，实在是生命无法承受之重，别再让它成为我们心中永远的痛。

陪伴是最长情的告白。

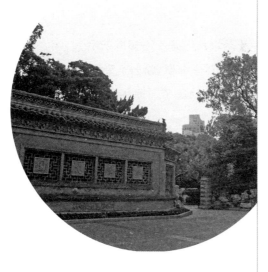

[第四篇]

交流与合作

这,是一场逐梦之旅;这,是一个圆梦历程。

华山护理部与全世界多家医院进行互访,至今已派遣百余人次。相互合作,共同交流,收获了国际视野和友谊,展现了华山的风采和力量。

无论是麻省理工精英教育下医院文化的内涵,还是新加坡义安理工学院独特的项目教学;无论是伦敦国家神经科医院的专业癫痫诊治,还是大阪北野医院的有效沟通协调,都给访问者留下了深刻印象。华山护理人的积极参与,展现了这所中国红十字会冠名医院的担当,践行着"打造中国最具影响力的国际化优质医院"的宏大愿景。

华山作为复旦大学附属教学医院,每年接受百余名来自全国各地的护理进修人员。他们来自五湖四海,在华山学习的数月里,他们了解华山、熟悉华山、深爱华山,体会着华山的关爱,感悟着华山的人文。

从河南到云南,从厦门到西藏,他们走遍全中国,华山护理的精神传遍神州;从英国到美国,从日本到新加坡他们跨越半个地球,华山护理人的足迹踏遍全球!他们打开一扇门,让华山了解世界;他们推开一扇窗,让世界了解华山!

心中一团火,守着誓言,从未熄灭。

用一颗心,脉动一群人的心;用一点光,点亮世间更多的灯火。

"我 能 帮 你 吗?"

——MGH 学习随笔

护理部　郎黎薇

复旦大学附属华山医院和美国麻省总医院是姊妹医院,2010 年至今,医院共派遣 40 余名护理管理者和临床护理骨干远赴 MGH 进行学习交流。"我能帮你吗?"是在 MGH 经常听到的一句话,它体现了美国精英教育下医院文化的内涵。作为医院护理部副主任,本文作者和大家分享了她在 MGH 的学习与感悟。

建立于 1811 年的麻省总医院(Massachusetts General Hospital,MGH)位于美国波士顿,是哈佛医学院建立最早、规模最大的教学医院,连续数年排名全美前三。2014 年 6 月 7 日,作为 MGH"全球护理教育项目"的一名观察员,我开始了为期 4 周的 MGH 学习生活。

Kevin 先生是我在 MGH 学习期间的导师,是一位颇为阳光睿智的美国"绅士",是 MGH 护理部副主任。在与他的交谈中,处处能感受到美国精英教育下医院文化的内涵和护士在医疗团队中所起的重要作用。Kevin 告诉我,"MGH 近 4 000 名的护士队伍是医院最大的资产。"在全美护士严重短缺的情况下,依然能像磁铁一样吸引众多的精英护士加入到 MGH 护理团队中,这是磁性医院的文化魅力。

"我能帮你吗?"是我在 MGH 学习期间经常听到的一句话。简单的一句话,折射出美国人在现实生活中非常重要的心理因素——乐观、积极、进取。"职业价值来自你的不可替代性",这是我们俩的共识。印象颇深的是 Kevin 介绍的 MGH 员工帮助项目:部门发展目标与员工个人职业生涯中的成长目标要有契合点,根据员工的职业发展需要,医院能给予个性化的支持;帮助员工平衡工作和生活,为员工创造良好的工作环境并让他们快乐地工作。因为 MGH 坚信,员工幸福与患者满意度是相辅相成的。

离开 MGH 回国近一年了,愉快的回忆,各种的场景,清晰可忆,在此与大家分享一个真实的案例——医疗团队中各尽其职的敬业精神。

在 MGH 学习的第三周,Kevin 安排我跟着语言吞咽治疗师 Audrey,给颅脑肿瘤手术后出现吞咽障碍患者做评估,以决定胃管留置事项。M 先生,60岁,曾有食管癌手术史,因左额转移瘤入院手术。他意识淡漠,住单人房,术后有面瘫,因无法控制肌肉群,为防止误吸而使用了胃管。随着 Audrey 轻快的脚步,我们来到 M 先生的病房,一眼看见斜躺在病床上的 M 先生,瘦小虚弱,在相互的介绍后,Audrey 开始了问话环节。M 先生声音低低的,口齿不是很清楚,Audrey 不时握一下 M 先生的手,弯下腰轻声问,耐心等待反馈。在言语交流后,Audrey 要评估吞咽情况,M 先生被要求张大嘴,发出"啊"声,我和 Audrey 同时看见他嘴里有些食物残渣,于是 Audrey 决定先清洁口腔,Audrey 首先告知 M 先生需要做口腔护理的理由,M 先生表示理解会配合,接下来我们要看他舌头的力量,在一遍遍的示教后,M 先生努力地用舌头去舔两侧颊部;他咳嗽反射弱,我们试着让 M 先生吸气,咳嗽几声,休息一下再重复此过程;在进入喂水环节,考虑到 M 先生肌肉力量不够,可能会呛咳,先小勺喂再让他自行拿杯喝水,他定位困难,我帮着扶住水杯。为了确保安全,我们告知 M 先生要小口吸,Audrey 要求他喝水时头低下,嘴巴靠近脖子,但 M 先生还是出现了呛咳,我们马上给他拍背。当 M 先生呼吸平稳后,继续尝试用稠厚的苹果泥喂食,观察他的吞咽情况,通过喂苹果泥来观察他口腔残余食物以评估口腔肌群的活动情况。"好了,结束了,谢谢您配合我"。离开病房时 Audrey 和护理 M 先生的护士交流了一下患者目前的情况,"为了保证住院期间的安全,M 先生还不能拔除胃管,可以小口喂水但要慢,防止呛咳,观察意识情况很重要"。专业评估后,给出最能帮助患者康复的专业意见,这便是 MGH 的员工。他们在各自的专业领域中,发挥着积极作用,精彩诠释着医院的文化、人本、和谐、团队和卓越。

　　"我能帮你吗?"我帮你,让你获取作为一位患者应有的尊严,帮你的过程也是自我成长的过程。自我认同并被他人认同,温暖彼此,这就是护理人追求内心纯粹的快乐过程。

改变胜于一切

——MGH 进修随笔

心脏科　周丽慧

 导读

　　本文作者作为"华山医院—美国麻省总医院"交流学者在访美期间，在了解 MGH 心脏科护士工作状态、如何评估患者、如何护理危重症患者后，实地感受美国的护理专业现况，探索出了属于自己的专科发展之路。

　　波士顿是美国最有文化价值的城市之一，因哈佛大学、麻省理工学院而被世人熟知。2015 年 8～10 月，作为一名心内科护士，我参加了"华山医院—美国麻省总医院(Massachusetts General Hospital，MGH)"为期 3 个月的国际护理交流合作项目，了解了美国护理专业现状以及他们如何发展专科护理。

一、高效的团队合作

　　MGH 的医疗团队包括医生、护士、药剂师、呼吸治疗师、物理治疗师、个案管理、社工、伦理委员等成员。MGH 医疗团队的关系型照护模式，很好地诠释了个人、团队和患者的关系：三者的合作是一个循环的过程，医疗团队需通过不断获取患者需求、根据患者的需要给予帮助，并及时反馈与支持，完成以患者为中心的医疗服务。

　　1. 医护查房，促进病情交流及治疗方案落实：住院医生带领整个医疗团队每天查房 2 次，心内科护士及时汇报患者的病情状况和护理措施，并大胆给出自己的临床判断。护士的沟通工作可在很大程度上帮助医疗团队实施有序、紧凑的治疗工作。

2. 病区间的沟通会议：每天有不同的患者在不同的病区间转入转出，为确保患者的安全、治疗的有效，心脏中心的所有病区每天会有信息沟通会，会议很简短，主要将收集到的转出转入信息罗列在一起，然后由专人统筹安排，促进床位有效利用，保证治疗、护理工作的有序进行，合理配置医护人力，这是一个值得借鉴的方法。

MGH 团队合作是一个全方位倾听患者、实现共同目标的过程。个人、团队、患者都应该向着共同的目标努力。MGH 的护士，很好地展示了护士在这个"关系型照护模式"中的桥梁作用，赢得了患者、医生和管理者的尊重。而我们的工作模式，大多还是"各自为营"，因此，打破僵局、实现医、护、患的共同合作，将是我们努力的方向。

二、以患者为中心的专科护理

1. 患者安全至上：心内科护士接班后的第一件事是问候患者，进行心、肺听诊等护理体检和各类护理评估，以便及时发现患者的异常情况。MGH 的护士，对"压疮、跌倒、导管相关性感染、约束"等敏感指标的掌控已经深入人心，心内科随处可见的亚低温疗法、IABP 的干预、人工肺的辅助治疗等护理干预和介入，都是为了提升患者的安全，减少并发症的发生。

2. 以人为本的专科培训：心内科的专科护士（CNS）非常注重于情景演练的专科培训，特别是一些恶性心律失常、心源性休克等紧急事件的模拟训练。刚毕业的新护士则采取由高年资护士（preceptor）一对一带教的 6 个月培训计划，在临床中实地指导新护士的沟通技巧、评估方法和并发症的观察及处理等。

3. 强调家庭对于患者治疗的作用：家庭被视为患者治疗的一部分，在心脏重症监护病房，家属可以随时探望、陪护患者。当家属有需要时，医生会及时召开家庭会议。而家庭的参与给临床护士带来许多挑战以及传统上的变革，心内科病房开展的实践改进项目，正在探索如何应对这些挑战，比如：通过查房制订共同目标，设置专职护士关注患者及其家属在沟通、教育、支持等方面的需求。

4. 关注患者治疗期间的感受：心内科的医护人员向每一位患者充分告知

病情及治疗方案,患者有权决定自己的治疗。与此同时,管理者非常重视患者住院期间的感受,在患者满意度调查中,诸如"疼痛治疗时的感受"、"治疗期间是否得到尊重"、"医护人员是否耐心聆听"等,都是被询问的内容。

MGH以患者为中心的治疗护理细致入微,医疗团队之想总在患者及其家属之前。反思我们,在工作中经常认为治疗优先于患者的感受,常常出现虽是尽力为患者选择却并不是患者所需要的情况。我们应该转变关注点,尝试着以患者为先。

"技术不是最不可缺的,改变胜于一切"。的确,所有的美好都在于你是否能用心聆听、思考、突破。MGH先进的设备、管理体系也许不能完全复制,但学习他们的理念,探索属于华山自己的专科护理发展方向与大团队共同合作,将是我们今后的道路。

细 致 与 关 爱
——MGH 进修随笔

肾病科　唐　郦

导语

"招聘世界上最优秀的人并让他们快乐地工作,给患者提供最好的服务并让他们满意。"这是 MGH 的文化和服务理念。本文讲述了作者在 MGH 学习期间,被带教导师照顾患者的种种细节所体现的细致与关爱,深深感动的故事。

当魔都经历了梅雨、闷热、高温、台风,迎来了 G20 蓝的时候,我在美国麻省总院(MGH)的学习生活也有两个多月了。在一次次的"sorry"中,逐渐适应着美国的语言环境,感受着美国人的单纯和热情,体验着美国护士的细致和关爱。

特鲁多曾说:"有时去治愈,常常去帮助,总是去安慰。"一家顶级的医院,不仅体现在超群的技术与酷炫的设备,更为重要的,则是医生仁心、护士关心的人文氛围。

麻省总院是一家拥有 200 多年历史的综合医院,近年来一直稳居美国医院前三甲,2015 年更是达到全美排名第一。在 MGH 的人力资源处和患者服务部,招聘世界上最优秀的人并让他们快乐地工作,给患者提供最好的服务并让他们满意,是麻省总医院成功之处。这从每一名 MGH 的普通员工身上也能切实地感受到。

一天 3 个患者就能"非常忙碌"的责任护士 Tim,为护理倾注时间,对患者知无不言,将精细化护理做到了极致。记得第一次跟随责任护士 Tim,体验他们一天的工作的情景。当导师把我介绍给他时,见面第一句话就是:"我今天负责 3 位患者,这将是非常忙碌的一天。"3 个患者就会非常忙碌?! 这对于平时日班就要负责 8~10 个患者的我们而言,简直难以置信。

在和夜班护士进行详细的床旁交班后,他又仔细查看了每一个患者的记录,"这样才能详细了解患者,在病情变化时作出及时正确的判断,在需要时满足他们的各种需求。"他解释道,之后就开始了一天的工作。

他当天负责的患者中有一位是 90 多岁高龄的老奶奶,因为肺部感染入院,经过治疗以后,病情已趋于稳定。核对医嘱,准备药物,细心地带着老奶奶最喜欢的饮料,进了病房,跟奶奶寒暄过后,便开始喂药,一边喂一边解释一边聊天,丝毫不像是护士在给药,俨然就是祖孙俩在嬉戏。

完成所有治疗后,Tim 回到了护士办公室,开始各项评估和记录,一边写还时不时回到奶奶的病房,去询问、关注她的状况。奶奶年纪大了,记不住他的名字,虽然每次都要重复同样的自我介绍,进行同样的解释,但他依然很耐心地握着奶奶的手,注视着她的眼睛,慢慢地和她交流,每次奶奶都是依依不舍地和他道别。

临近中午,好消息传来,奶奶要出院了。只见他打印了厚厚一叠出院指导,来到奶奶床前,逐页逐条向她解释,看着他俩都很享受这个过程,我也没好意思打扰。事后我问 Tim,像这类患者,选择直接跟家属宣教不是更快速更有效些么? 他答道,这是她的权利,也是我的职责,我有义务把我所知道的关于她的一切毫无保留地告诉她。如果她忘记了,或者有不明白的,可以继续问我,我一定会彻底解释清楚。话语间透露出满满的自信和暖暖的关爱。环顾病房,一块大大的宣传板上,贴满了患者对医生护士的赞美和表扬。

注重营造温馨环境,给予人文关怀,良好的护患、医患关系是"Relationship-based care"的重要一环。6 月初,我们曾经参加过一次关于"Relationship-based care"的国际会议,有一位患者家属说的话,让我至今记忆犹新:护士、医生和患者、家属,他们不是两个团队,而是一个团队,在齐心协力,共同抗击病魔。

宠 在 你 心

神经内科 卢 瑛

导语

　　动物是人类的朋友,我们身边无处不存在它们的身影,宠物更是现在很多家庭中的重要成员。在 MGH,宠物不仅仅是一个小可爱、小萌物,还是医务人员在患者心理治疗中的小帮手,当那些曾经郁郁寡欢的患者看见小狗露出惊喜眼神时,我们也露出了会心的笑容。

　　6 月的清晨,波士顿气温寒冷。我来 MGH 神经科进修已经一周有余,但仍没有适应时差。精神不振地漫步到了医院大厅,一条体型中等、全身黄色毛发的拉布拉多犬进入我的视线,此时它正安静地坐在主人的腿边,抬起头看着大厅里来来往往的人群。咦? 这里可不是宠物医院,怎么可以让宠物狗进入? 难道是导盲犬吗? 可是它的主人却在看报纸! 千万个问在脑海中盘旋,我的萎靡不振一扫而空,立即决定去会会它!

　　当我微笑着走近时,宠物狗即刻对我摇起了尾巴,这时它的主人也发现了我。在简单的自我介绍后,主人 Mary 告诉我,它叫 Jessica,是个 5 岁的女生。Jessica 是这里的志愿者:一位优秀的宠物治疗犬! 它的脖子上还挂着一张 MGH 的工作证。原来今天 10 点正好有神经科患者的志愿服务,Jessica 已经准备就绪,精神雀跃、迫不及待了。那么 Jessica 又能做什么工作? 是怎么做的呢? 我和 Mary 约定在病房见面,心中万分期待。

　　在神经科病房,脑卒中患者 Lisa 今天就要出院了。可她并不开心,因为手

169

部功能还没恢复,要转去康复医院继续治疗。一想到这里,Lisa 就懊恼地敲打起左手,她姐姐站在一旁手足无措、满脸无奈。我和责任护士在旁轻声安慰着Lisa。

这时,主人 Mary 带着 Jessica 来了,听到敲门声,坐在沙发上的 Lisa 抬起头,看到宠物犬的一刹那,惊讶说道,"O,My God!" Mary 松开了牵引绳,轻声地抚摸着宠物犬:"Jessica,这是 Lisa,她不开心了,你快去看看她!"只见 Jessica 跳上了沙发,乖巧的将头枕在 Lisa 的腿上,长长的尾巴愉快地摇晃着,明亮澄澈的大眼睛看着 Lisa,似乎在说:嗨,看我多可爱,小姐姐快摸摸我,和我玩玩就会忘掉烦恼啦! Lisa 慢慢弯起了圆瞪着的眼睛,轻轻抚摸着 Jessica。Jessica 伸出舌头舔着她的手,这时,Lisa 发出了清脆的笑声,这还是她住院以来第一次笑得那么轻松快乐,所有人都被这样的场景感染了。突然,我看见 Lisa 眼角涌出泪水,只见 Jessica 亲昵地靠了过去,舔了舔她的眼角,只见 Lisa 的眼角虽然晶莹闪亮,却早已没有泪水的痕迹。短短 10 分钟,在场所有人都鼓起了掌,"Thank you"久久回荡在我的耳边……

MGH 自 2003 年开始研究宠物治疗项目,目前已经有 7 条年龄在 3～7 岁的宠物治疗犬。研究表明该项目的开展,降低了患者的焦虑情绪,有效减轻疼痛感。此项目完美诠释护理工作精髓,同时也告诉我们所有的护理人,护理工作并不难,我们可以拥有身边一切美好的人、事、物来帮助我们的患者。宠爱在你心,温暖在我心。

护理无国界
——MGH专家护理查房纪实

ICU　倪　洁

作为华山的国际姊妹医院,MGH护理代表团每年都亲临上海实地调研,并指导我院临床护理工作。两国护理人员摒弃语言的隔阂,打破地域的界限,愉快地交流、探讨护理人生。

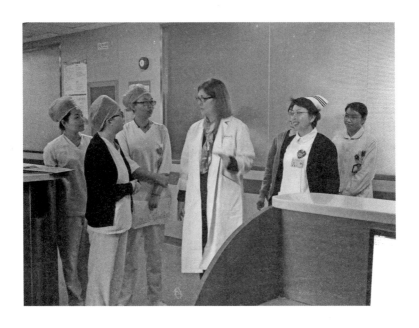

在阳光明媚、春意盎然的 5 月，ICU 迎来了美国麻省总医院（Massachusetts General Hospital，MGH）的护理专家组，专家组此行的主要目的是了解我院临床护理查房情况并开展实地调研。Theresa 女士是 MGH 护理部副主任，主要负责急救和心脏中心的护理管理工作，是一位非常有经验的重症护理专家。专家组受到了科室主任、护士长和全体医护人员的热烈欢迎。护士长首先介绍了重症监护室规模设置、收治病种、团队成员和人力配置等情况。专家们认真倾听，并和医护团队成员热情寒暄。他们和蔼可亲的笑容和温文尔雅的姿态，顿时消除了护士们的紧张情绪，场面和谐、温馨。Theresa 在询问科室部分患者的收治情况、床位使用率和周转情况后，伸出大拇指，夸奖华山重症监护室医护团队的团结奉献和专业进取精神。

Theresa 女士介绍了她此行的目的和重点调研事项。会谈在轻松、愉快、高效的气氛中有序进行。Theresa 主要介绍了 MGH 值得骄傲的围术期前后安全管理体系，如细化到不同科室特点的手术前后患者教育本，内容包括手术概要、术前准备、注意事项、手术流程、术前术后的转运、术后应对、家属相关注意事项和服务部门及联系方式等，都非常值得我们借鉴。术前准备专业部门，既缩短了住院时间，又提高了手术安全，同时提升了患者的满意度。术前部位标识 yes 及术中 time-out 记录和执行，目前已在我院全面铺开和执行。

Theresa 女士还介绍了转运的安全流程，建立的指南（guideline），完善的交接流程和记录。其中转运板和翻身垫的使用，完善手术后入重症监护室监护流程标准，手术信息提前一天网上公示，患者流向动态信息网上公示，专人负责监护室收治标准和床位安排，这些都值得我们借鉴与学习。Theresa 女士还问及重症监护室专科护士培训，并与护士长及随行护士互动，在肯定了我院形式多样、分层次专科培训的同时，也介绍了 MGH 如何对重症监护室护士资质认证、岗前培训、专科业务指导等。MGH 强大和健全的护士培训机制和形式是一笔很大的财富，培养的护士为全科护士，在医院内护士可以在各病房之间自由流动。教学计划注重实用性和高效性，有先进的设备和充足的场地，教学形式丰富、有效，如情景模拟、小班制互动教学、在线学习和考核。网络上还提供每月在职培训的内容和安排，每两年 15 个学分，让护士自主选择学习内容。还有医生、护士之间的教学模式互动，信息资源共享。

当谈及临床科研工作时,重点讨论了 MGH 现行的一个科研项目:针对插管的患者。具体是每日唤醒和呼吸同步训练,镇静选择,谵妄监测与管理,早期运动和环境管理,家庭参与等。Theresa 鼓励华山重症监护室也可以开展此项活动,对降低机械通气时间、降低平均住院时间、节约总医疗费用和降低死亡率,都具有非常重要的意义。

重症监护室的医生、护士们表示要学习 MGH 的先进理念和实践经验,同时希望得到 MGH 护理部和专家老师细水长流的指导和帮助,并就重症监护室如何提高医护团队的职业归属和幸福感展开讨论。时间过得真快,一个形式新颖的互动护理查房,在轻松、愉快的氛围中落下了帷幕。

"黑暗中的对话"
——新加坡义安理工学院护理师资培训有感

肾病科　吉　莉

新加坡义安理工学院护理专业的课程设置与教学理念颇具特色。本文作者经历了使用盲杖在黑暗中徐步前行的过程之后,突破焦虑与迷茫,感悟到世界的喜悦与专业关爱的重要性。

2015年3月23日我荣幸地受到新加坡淡马锡基金会的邀请,参加新加坡义安理工学院主办的护理师资培训项目。义安理工学院(Ngee Ann Polytechnic)成立于1963年,原是新加坡的一所专长学院,理工学科是其优势学科,是新加坡政府创办的五所理工学院之一,属于国立大学。此次护理师资培训除了在护理教学理念、课程设置以及多媒体教学方法等方面让我颇感新意以外,义安理工学院特有的3RICG素质教育也让我有了新的感悟和启发。3RICG的含义:Respect(尊重);Responsibility(责任心);Resolutely(毅力);Integrity(诚信);Compassion(同情心)和Gratitude(感恩)。我对这六个单词的理解是从一次特殊的体验开始的。

"黑暗中的对话"(Dialogue in the Dark),是一所体验盲人生活为主题的场馆,由德国社会企业家海宁根博士(Andreas Heinecke)首创,在全球开设30多家,新加坡义安理工学院的那一家是全球唯一的学院设立空间。全馆所有的工作人员都是视障人士,场景由一系列全黑的房间组成,体验者身上不能携带任何发光物品,包括手机和电子表进入场馆。我们全组 8 名老师每人手持一根盲杖,扶住前面老师的肩膀,在一名盲人老师的指引下,完成全部体验过程。虽然在进入场馆前我已经做好了面对黑暗的心理准备,但从步入场馆的那一刻起,随着黑暗的袭来,焦虑、恐惧甚至是窒息感还是占据了我的整个心灵。盲人老师用声音指引我们前进,用他的感受带领我们去探索黑暗的生活。在他的指引下,我们通过探索黑暗的展厅,穿过公园和城市街道,搭乘小船,并且体验在黑暗中的用餐,使用街边盲人电话以及购买商品等日常生活场景。整个过程十分逼真,在十字路口我感受到了车流不息;在船上我听到了风声和鸟鸣,甚至有水滴拍打在皮肤上冰冷感;在咖啡厅里我们也经历了打翻冰激凌的尴尬。盲人老师的激情讲解和热情引导,让我渐渐消除了紧张和不安,并被他感染。我们全队成员之间相互鼓励和依靠,深刻感觉到:扶在我肩上的手是我前进的动力,而我扶着的肩是我唯一的依靠,那种相互的依赖和内心的渴求使我们对彼此更加珍惜。经过 75 分钟的艰苦跋涉,我们终于走出了体验馆。当我重见光明时,眼泪夺眶而出,因为我们体会到了作为正常人的幸福,心情久久不能平静。在经历分享环节中,我们见到了盲人指引老师阿伦,虽然他生活在黑暗中,但他的内心却充满阳光和激情,充满了对工作的挚爱和对生活的享受。通过和他交谈再加上自身体验后,感悟到盲人生活的艰辛,他们必须通过听觉、触觉、嗅觉和味觉来弥补视觉暂时的缺失。当阿伦得知我们来自上海并且从事的是护理教育工作时,他希望我们能告诉我们的学生,改变对盲人的态度,不仅仅是同情和帮助,更重要的是爱心、认同、指引和鼓励。这也是我这次体验的真实领悟。

　　义安理工学院护理学院在对学生的培养中,始终把爱心培养放在首位。为培养学生的职业认同感,据说该院的每一位学生都要到体验馆去体验盲人生活。在护理学院学生临床实习中有"专业关爱"这项学习内容,它的含义是:有效交流、个人同情心和专业举止,这也是 3RICG 素质教育的另一种诠释。由此想到我们的护理教育,让学生在一定的场景中去体验患者的感受,从心底产生情感共鸣,才能做到对患者的真心关爱,才能提高学生的职业认同感,从而改变自己的职业态度,去自觉地完成护士的使命。只有当自己从心底里认同所从事的工作,才能全身心地投入最大的热情,发挥出更大的能力。

"新"心相印
——新加坡义安理工学院护理师资培训有感

普外科 孙 迪

 导读

    作者是我院的一名临床护理带教老师,赴新加坡义安理工学院学习项目管理课程,回国后利用学到的新型管理理念,结合临床,创新教学,真正做到与"新"相惜,与心相印。

    2015 年 9 月,我来到了新加坡国立大学——义安理工学院及其合作医院学习。此次学习,收获颇多。虽然两国之间护理实践教学存在差距,但最触动我的,还是新加坡方的管理理念和对待工作的态度,可谓严谨求实,一丝不苟,言必有据,尤其是在项目管理方面,让我受益匪浅。

    记得接到通知的那一刻,我心里并没有太大的压力,心存侥幸地认为新加坡 70% 是华人,不存在语言关问题;对学习内容也有自主选择权,准备以观察和体验为主,达到开阔视野、自我提升的目的。接下来便满心欢喜、急不可待地想去感受新加坡的自然风光和美食。

    没想到培训第一天,负责人便询问我们是否已经仔细阅读项目计划书(计划书 1 个月前已经发至我们每个人的邮箱),整个培训班的学员似乎都没什么反应,便知大家并没有给予太多的关注,于是培训方阐述了本次培训的目的、本次培训要求完成的项目计划书及回国后的任务,一一详尽说明并确认大家已全部了解。我听完之后压力倍增,整个培训期安排紧凑,目标明确,每天的学习内

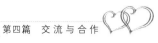

容各有侧重,一天课程结束后,还要求对当天内容进行思考和总结,并在得到启发后提出一个可具体实施的项目,在新加坡短期培训后,回国半年内完成自己的项目,最终由新加坡培训方验收。在回国后的半年,每月都要汇报项目进度,遇到难处和疑问,新加坡培训方会给出指导建议,让你在承受压力完成项目的同时,感受到培训方强大的支持。

2016年3月15日,义安理工学院和淡马锡基金会的负责人来上海验收,先是在复旦大学护理学院以PPT的形式作项目汇报,然后深入临床实地查看,并拍照留存依据。整个项目运作的过程,非常严谨认真,也让我对项目和项目管理的概念有了全新的认识。原来项目并非都是大事件,"项目是为实现一个特定目标,通过有效利用各种资源,以一套相互联系的任务形成的集合",大到医院建设小到一个学习班管理,都可以定义为项目,并可完全按照项目管理的方式进行运作。回国后实施自己的项目时,更深刻体会到项目管理的好处,是既可以避免资源和时间的浪费,又可以确保最终成果的按期、按质完成。

联想到自己的临床带教工作,面临带教任务时总是机械性地按照教纲内容灌输给学生,教学课件的制作也比较主观。如果把教学课件的制作看成一个小项目,按照项目管理的方式去完善,进行项目教学,教学质量是不是会有大的提高呢?带着这样的设想,实施我回国后的第一个项目《临床教学课件制作》,在完成并投入使用后,课后测评显示学生的上课积极性和知识掌握度均有明显提高。

此外,其他的一些管理理念也值得我们学习和借鉴,比如成本预算,在多媒体教学中,拍摄微电影、设计教学游戏、制作网上测评系统,如交给校外专业人员承担,成本往往较大。新加坡生命健康学院(国内的护理学院)就联合信息管理学院,由信息管理系学生完成软件的开发和维护,从而节约了成本,达到学院间的互惠互利。同时他们还会考虑收益,例如我们在新加坡的住所,并非赢利性酒店,而是新加坡另外一所职业院校的招待所,这个招待所完全委托给学院酒店管理专业的学生打理,从前台咨询到房间整理,以及餐具的摆放等,所有事务均由学生负责,教师给予督导,如果不告诉你住的是"实验基地",你是绝对想象不到的,因为他们所提供的服务就如同商务酒店一样到位,硬件设施也配置到位。从这两个例子可以看出,他们的思维和管理都远远超越我们,这种让学生在管理中学习,又在学习中学会管理的理念,真值得我们学习和借鉴。

通过此次学习,让我对护理专业的发展前景更有信心,对项目管理也有了全新的解读。通过项目的实施,自身的管理能力也有了很大的提高,在收获专业成果的同时,也收获了深厚的友谊。

高山流水有知音
——在英国学习生活的美好回忆

神经内科　许雅芳

 导读

　　伦敦大学学院(UCL)附属英国国家神经科医院,是一家全欧洲首屈一指的神经科医院。那里云集了世界神经科领域里众多的权威教授,也是华山神经科的发源地。作者在那里学习生活了半年之久,深刻体会到了国外护理人先进的专病护理理念及敬业精神。

　　2015年8月,在护理部及神经内科的支持和鼓励下,我远赴英国伦敦的国家神经科医院、国家癫痫诊治中心,开始为期6个月的访问学者生活。之前,我从来没有单身一人出过国,心里还是非常忐忑的。但既然决定要去,那就勇敢面对。好在英方非常热情,安排了专人接机,宿舍主管在医院门口迎接并把我带到宿舍,每个医院每个部门都安排了专人带教并通过Email让我们互相介绍一番,使我不安的心渐渐地平静了下来。

　　到了伦敦的第二天,我就和医院的新职工一起开始了2周的岗前培训。岗前培训的内容非常多,涉及护理安全、隐私保护、院感防控、保护受虐患者、心肺复苏等。每项课程在结束时都有考试,成绩要达到75分以上才算通过。刚开始我非常不适应老师很快的语速及一些带口音的英语,好在所有被培训者中只有我的母语不是英语,大家都非常照顾我,我经常会听到大家和老师说:老师,您语速放慢点,让Melinda(我的英文名)能跟上。课后遇到不明白的地方,同学们都会争相帮我解释。这些都让我非常感动，每天回家也暗自努力，希望能够在规定时间内完成岗前培训，按时进临床。在坚持两周之后，我顺利通过岗前培训并获得了英国的CPR培训合格证书。

单独在异乡求学的生活是艰辛的。在进修的6个月里，我先后进入了肌病病房、卒中病房、癫痫病房、神经科重症监护室、日间病房、功能神经外科病房、神经泌尿病房、神经免疫病房及癫痫慢病管理中心、帕金森慢病管理中心等处学习。带教老师和护士长对我的要求非常严格，虽然过着朝九晚五的日子，但每天进了病房就如同开始一场战斗，参加医生查房，跟着护士收新患者、做治疗，参加护士及医生的各类学习及病例讨论，跟着专病护士上门诊，忙得不亦乐乎，有时甚至没时间吃午饭，晚上也会错过最后一班地铁。正是由于他们对我的高标准严要求，才让我学到了先进的专科护理及病房管理理念，看到了英国的NEWS评分、压疮评估、各类呼吸机的临床应用、导管评估、脑电图遥控病房的管理、卒中单元的管理等。也正是由于各位带教老师、护士长、专病护士的辛勤付出，让我每天都在神经科护理的知识海洋里成长、收获。

在赴英前，我曾向邀请方递交过一份学习计划，其中不光涵盖神经科护理方面的学习要求，还包括了神经科康复的内容。于是，在6个月的时间里，我还有幸跟进了康复师的工作。让我印象最深刻的是跟着语言治疗师的那段日子。我一直对神经科患者吞咽功能的评估很感兴趣，但在和语言治疗师一起工作的日子里，我目睹了她如何评估患者的吞咽、如何评估患者的口腔运动、如何给不愿意下胃管的患者进行饮食推荐，获益匪浅。在跟随作业治疗师时，我了解了我们在居家照护及如何帮助残障患者适应生活方面的差距。除了我们熟知的康复师以外，在英国还有一支专门的康复小队为患者举行各类社交活动，如做团队体操、做游戏、看电影等，这些活动极大地改善了住院患者的情绪，可以作为我们的借鉴。

在伦敦学习的半年里，我很少碰到的中国人，大部分依靠英国和波兰籍室友以及病房同事的帮助。到宿舍的第一天，我的室友就开车带我出去采购，以保证我每天有充足的食物；不小心把脚扭伤行走不便时，医生查房时会放慢脚步让我能够一瘸一拐地跟上；在商店里不小心遗失装有现金、护照和手机的背包时，捡到的人主动上交，让我在柜台及时找回；在路上对着地图略有迟疑，就会有陌生人主动上前询问需不需要帮助;在圣诞来临之际,许多英国当地的同事盛情邀请我去他们家里共度假期。

在写这些文字时,我已经回国1年多了。但在英国学习的这段日子让我依然历历在目,深深难忘。英国人热情、严谨、认真的品质,给我留下了深刻的印象。虽然有些先进的护理技术因为国内的条件限制无法开展,但我们可以学习国外护理人的专病护理理念及敬业精神。能和一群与我一样热爱护理事业的同道在一起互相交流、互相学习,是一件多么幸福的事。

从 心 出 发

——探索美国凯特琳医疗集团文化之旅

国际医疗中心　谢世勤

 导读

　　25 年前,涉外病房创始人远赴美国凯特琳医学中心实地考察和学习后,筹建了我院的国际医疗中心病区。25 年后,国际医疗中心病区护士长再续前缘,前往凯特琳医学中心学习先进的服务理念和严格的管理制度。

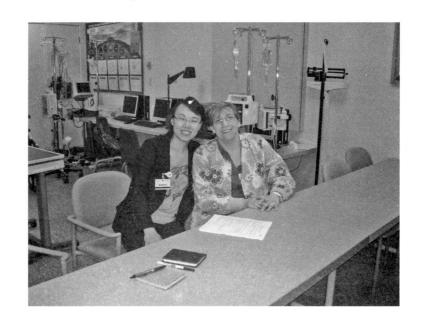

在中国加入 WTO 以及国内医疗市场进一步开放的大背景下,涉外医疗服务竞争愈加激烈,国际医疗中心病区开创性地形成了一套有中国特色的国际化医疗服务体系,成为各国驻沪使领馆和诸多在沪跨国公司首选的医疗机构。随着上海经济的突飞猛进,患者对医疗服务感受的要求也越来越高。为了寻求更好的发展,我们怀着一颗寻求新的方向的心,踏上了赴美之旅。

2010 年 3 月,位于美国中东部俄亥俄州的 DAYTON 市,还是一片银装素裹,万物等待着苏醒,偶尔有几只野鸟从头顶飞过,马路上很少看见行人,偶尔在路上相遇,马上会热情地互道问候,一片安静祥和的气氛。置身于此,仿佛所有的压力得到慢慢释放,有种被放空的感觉。这也是我需要的,我必须放空自己才能好好地汲取养分。

凯特琳医疗集团在 2009 年经 Baldrige 评估获得金奖,同时经 Thomson Reuter 年度评选,成为全美医疗质量和绩效前十的医疗机构。凯特琳医疗集团宗旨:保证患者安全是高质量医疗服务的前提和基础。这是他们引以为傲之处,也确实在工作中时时刻刻得以体现。

我亲眼目睹一回"ER"急诊室的故事。每天上班的必经之路就是急诊室的等候区,给我的感觉就像个"咖啡吧",安静、舒适,不时有轻音乐缓缓响起。左手边是预检台,有护士、工人及警察在岗,背后即 3～4 个诊室。右手边为等候大厅,大厅后面即类似于星巴克的服务区,患者在此安静地等候就诊。美国的急诊按病情的轻重缓急分 4 个级别,不同的级别在病历上标着不同的颜色。好有秩序!我正在纳闷,这是我脑海里急诊室的样子吗?不像啊?随即急诊带教老师领我穿过诊疗区进入后面真正的急诊室,哇! 47 张床位,可随时转换成 47 个抢救房间,另有一间为精神疾病患者准备的房间,这里除了有监控以外,所有的设施都是软的、无害的。白天的在岗人员为 3 名医生、27 名护士、2 名抢救护士、4 名护士助理。

"嘀铃铃"一阵急促的电话声响起,5 分钟后将有一位脑中风的患者到来,电话中救护车上的医生已将患者的情况与当班医生进行了简单汇报。于是,当班医生立即呼叫神经内科专家待命,护士立即组织安排房间,准备监护、氧气、打开静脉通路的系列设备,工人准备推床,医生和影像科医生时刻准备着,在患者到达之前一切准备就绪,大家齐刷刷地站在绿色通道旁等待。不过一分钟,救护车刚停稳,患者已被转运到急诊床上,护士立即监测生命体征,同时救护车的医生与急诊医生进行常规交接班,除口头以外还有书面交接、签字。根据护士提供的生命体征,急诊医生开始询问患者的病史。此刻护士已在为患者抽血,打开静脉通路,医生立刻下达了做头颅 CT 的医嘱,影像科医生也将患者推至CT 间(影像室就在急诊区里面,几步之遥)。此刻,急诊医生已电话联系神经内科专家,患者的影像已经传送,专科医生已看到图像,确诊为脑梗死,并在电话中告知立刻收治入院。我一看表:什么样的速度,从患者进门到转送去病房,前后仅仅 15 分钟!这神一样的速度,背后一定有神一样的团队,才能如此的默契。

质控办主任 Dr. Wang 认为:"患者的最佳利益是唯一需要考虑的"。换言之,患者的安全是第一位的,而优秀的团队合作又在保证患者安全方面起着重要的作用。作为一名管理者,创造一个人人都感到有价值、有责任感、满意的团队,包括:快乐的学习,少而精的讲授,不是单纯的评判并及时表达对员工的欣赏和认可。称职、体贴的医务人员的团队合作,是保证患者安全的关键,也是我此次探索之旅深深感悟到的精髓所在。

我们所追求的快乐
——北野见闻

国际医疗中心　孙　熠

 导读

　　京都大学附属北野医院(Kitano Hospital)位于日本大阪梅田,是一家集内、外、妇、儿各科及精神病学各科的大型综合性医院,并与华山共同建立了许多合作医学研究项目。作者东渡日本,将日本特有的人文关怀服务理念和先进护理专科技术与大家分享。

　　2014年的夏天,我有幸来到位于日本大阪的京都大学附属北野医院,进行为期2个月的学习。该医院创立于1928年,隶属于京都大学医学院。它秉承自己的服务理念:"成为一所值得患者信赖的、提供高品质医疗服务的医院,同时让每一位工作人员都能为自己的工作感到骄傲的医院",建立起了良好的医患关系,从而提高了医患之间共同的满意度。

　　进入北野医院的第一天,就被温馨的氛围所吸引。整个医院以明亮的暖色调为主,转角处和电梯旁,各种壁画随处可见,这也体现了日本人追求生活细节的品位。日本医院的人文关怀一直是做得相当好的,我曾参加过一次小型音乐交流会,由医院教授亲自参与拉大提琴,与专业人士一起为大家呈现了一场优雅高端的交响音乐会,精致的服装、优美的旋律,仿佛静止的空气中,夹杂着透过玻璃窗洒下的阳光,让人完全忘却当下的病痛与不适,好像不是在医院,而是来到了某个音乐厅一般,放松自在。

　　整个医院从硬件设施到后备网络，从团队管理到服务流程，都做得精细周到。其中，让人赞叹的还有细致周到的人文服务以及严谨的工作态度。众所周知，日本乃礼仪之国，无论何时何地，无论双方是否认识，互相鞠躬问候是基本的礼节，当你走进任何一个病房，迎接你的永远是一张张带着精致妆容的脸庞，嘴角挂着微笑。工作时间，在他们脸上看不到任何倦容，带我的导师指了指工作服臂袖上缝着"Don't forget to smile"说："即使再累，我们在患者面前也要不忘保持笑容"，以谦和的态度，用爱心、热心、耐心和责任心对待他人。

　　在日本，大多患者家属不会陪同在旁，而是每天仅探视 1～2 小时，所以护士的工作需要更细致。记得在神经内科有位格林巴利女患者，32 岁，入院第二天由于肌力下降、呼吸肌麻痹，医生给予插管后转入重症监护室。因病情需要，医生每日在支气管镜下吸痰，这对于清醒的患者来说，无疑是痛苦万分的。但每一次吸痰过程中，责任护士都在其旁，一边评估患者状态一边握住患者的手，给予鼓励和安慰，并告知每一步操作的进程，如同亲人般地无微不至。看到患者虽然已满眶泪水，却还是用坚强的眼神给予点头回应，我从中感受到了信任和感激，这一刻如同一幅写满爱的画，一首讲述人间温暖的歌。

　　2 周后，患者病情好转回到普通病房，我再次去探访她时，恰巧遇到责任护士正在为其做饮食指导和肌力评估。只见护士维持下蹲仰视的姿势，耐心且恭敬地回答患者的疑问并给予指导，似乎彼此的距离更近了一些。这一切都充分展现了日本独有的人文服务特色：以患者为中心，给予尊重与关爱，满足其生理和心理的需求。

　　当班护士在接班前，就会提早 1～2 小时到达病区，翻查所负责床位患者的病情动态并作相关记录，全面了解患者病情以及所需要的护理内容，制订护理计划。每班会在工作开始和结束前开小组会议，讨论每位患者的护理要点和发现的问题，护理团队协力解决困难。正因为有这样完整的团队，加上一丝不苟的工作态度，才能营造出安全的护理环境。他们把更多自己的时间，奉献给了患者，奉献给了护理事业，让人从内心感受到每一位护士对自己工作的热爱与尽责。作为一名医务工作者，已不再是单纯的给予治疗，更重要的是耐心聆听患者的需求，给予尊重和理解，以增进医患信任和患者康复的信心。

　　在安全和谐的医疗环境中，让每一位患者和工作人员都喜欢这里的氛围，改变原本对医院的抗拒，也许因为健康而来到这里，抑或为了工作所带来的快乐和充实感而守候在此，共同努力建立起彼此信任的医患关系和维护完整的医疗体系，这就是在我大脑记忆中印象深刻的北野医院所坚持的服务理念，也是我们所追求的生活和工作状态。

循 梦 之 旅

神经内科　施　煜

 导读

　　循证护理是在护理活动过程中，审慎地、明确地、明智地将科研结论与临床经验、患者愿望相结合，作为临床护理决策依据的过程。本文作者在临床护理工作中时刻以科学的思路解决问题，服务患者，为我们打开一扇循证护理的大门。

　　每个人都有梦想，我也是。我的梦想五彩缤纷，因为抵挡不住白大褂的诱惑以及对南丁格尔的仰慕，我选择了护士这个职业。穿上白大褂的一瞬间，我感受到了这份职业的神圣与自豪。

　　人往高处走，水往低处流，毕业后我选择了机遇与挑战并存的复旦大学附属华山医院，开始我的职业生涯。在最初的轮转学习中，首先来到的是神经内科，初出茅庐的我对神经内科的病种及专科知识了解有限，实习的时候也没有去过神经内科，可是这个科室的某种特质深深地吸引了我。那是我第一次抢救脑疝患者，从意识障碍加深、瞳孔大小不等，到使用脱水剂迅速恢复的过程中，我发现了瞳孔的神奇，感觉到了观察瞳孔变化在神经内科患者中的重要性，也感受到了抢救成功所带来的喜悦。这些也是我最后选择留在神经内科工作的原因，因为我爱大脑（I love brain）。

　　临床工作中，很多护士从一个科室换到另外一个科室都能胜任工作，因为都是基础护理，没有大差别。但我希望自己能有专科发展，给患者带来不一样的体验,更好地给患者提供专业服务。于是在护士长和上级老师的帮助下,我认真学习新知识、新技术、新业务,对工作不断进行总结,提高了神经科专病知识,更善于为患者做临床护理决策方案。还记得2016年和同事们对脑卒中出院患者进行上门访视时的一件事。这是个30来岁的年轻患者,有高血压病和糖尿病史,入院时有失语和一侧肢体无力,出院时症状已完全消失。家访时和患者聊了日常血糖、血压监测的注意事项,我不经意间瞥见了桌上的阿司匹林和波立维,在我的印象中,这个患者出院时应该只吃波立维这一种药,那为什么会有两种药呢?我开始询问患者,原来患者在社区医院复诊时听闻别人都吃阿司匹林,就觉得这是个好药,然后就要求医生配药。脑梗死的治疗规范绝不会让出院患者长期服用这些双联抗血小板的药物,因为存在极高的出血风险。我当即联系了主治医生并进行沟通,主治医生要求患者停止服用阿司匹林,并尽快到我院复诊。患者对我们万分感谢,我们的到来、我们的倾听、我们的宣教让患者避免了潜在的风险。这一次,因为自己的专业知识帮助了患者,感到万分的自豪和欣慰!

如今的护理工作已不是凭经验的时代,已是证据运用、信息传播的年代,任何的传统观念都有可能被科学所质疑。为了紧跟时代的发展,提升自己的科研水平,我参加了循证护理培训班,在之后的临床工作中,也尽量用科学方法思考临床中的问题。在护士长的带领下,我参与了运用循证方法改进皮下注射低分子肝素的流程等学习。2016年,我踏上循证护理培训之路,过程虽然不乏艰难与烦恼,但更充满快乐和希望。天将降大任于斯人也,必先苦其心志,劳其筋骨,我希望在循证实践的道路上能像前辈一样有所作为,能够更科学地为患者服务。华山是一个很好的平台,有很多机会让我们深造学习,我要努力把握机会,提升自己的专业发展空间。

光阴似箭,我参加工作已6年有余。6年多的时间,医院教会了我太多沟通处事的技能,当初的懵懂少女也懂得如何去诠释生命的意义,以高度的责任心看待患者的每一件事情、每一个要求,精心服务于每一个需要帮助的患者。正如南丁格尔说过的,"护理,是一门艺术,然而,倘要使它成为真正的艺术,至上的爱,固不可少。"在今后的护理工作中,我也会慢慢释放我的爱,释放我的能量,用严谨、科学的思维方法护理患者,用专业的科学知识解答患者的疑问,更好地服务患者,服务社会。

我的神经护理寻梦之旅已起航,盼远行……

我爱我院　我爱我家
——我眼中的华山护理

郑州大学第一附属医院　张林娟

导读

华山护理部每年接受百余名来自全国各地的进修护理人员,在华山学习的3个月里,他们逐渐熟悉、了解华山,深刻体会着华山的关爱,感悟着华山的人文。

时间在静悄悄地流淌,转眼间来到华山神经外科学习已将近两个月了。远离了郑州的雾霾,我觉得上海的每一口呼吸都是清新的。沐浴在大上海蔚蓝洁净的阳光下,心情真的很舒畅。每天带着愉悦的心情去学习,工作起来更是精力充沛、信心十足。

还记得华山行第一天,医院的华山大道两边站着衣着整齐的保安师傅,还有打扫卫生的保洁阿姨,他们热情洋溢地回答着我们的各种问题,觉得他们真的把我当做华山大家庭中的一份子,使我真的融入了这个大集体。有时甚至因为一个地方不好找,保洁员就会一直把我们领到目的地。医院里面只要有抽烟者,任何一个工作人员都会上前制止,顿悟华山的人文关怀真了不起,大概这才是真正意义上的"我爱我院,我爱我家"吧。

我进修的神经外科病区主要收治脊髓肿瘤和垂体瘤等疾病。来之前同事告诉我上海人是很排外的,所以当时我是怀着忐忑不安的心情进入科室,让我没想到的是这个科室的氛围那么好,护士姐妹包括护士长对我就像好久没见面

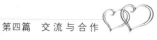

的朋友一样带我熟悉环境、了解他们的工作流程,工作之余还给我介绍上海那些好吃的、好玩的。离家的悲凉心情瞬间被他们的热情融化了,我们一起开心工作,累并快乐着。

6 周的时间很快就过去了,留给我深刻印象的是健康教育的实施。病区的健康教育形式多样,体现了神经外科各种疾病的个性化,覆盖了从患者入院到出院后的全程健康教育。新患者从入院到出院由责任护士进行一对一的个别指导,熟悉病房环境,讲解疾病相关知识,术前、术后、出院后的健康教育,消除患者及其家属很多疑问和焦虑。除个别指导外,病房还有专病健康教育手册、病房板报宣传、每月 20 日的健康教育咨询会等。最吸引我的是垂体瘤康复助手 APP 项目。神经外科医护合作,利用掌上移动通讯设备的普及性及便捷性共同制作垂体瘤康复助手 APP。患者入院后只需下载这个软件,扫描课程二维码,就可以不受时间及地域限制学习康复助手推送的健康教育课程,特别是出院后还能接收到复诊和激素类药物逐步减量提醒。APP 使用后,医生、护士减少了重复工作量,可以有更多时间服务于临床,变被动学习为主动学习,提高了患者和家属的配合度,更是优质护理服务的提升。俗话说得好:三分治疗,七分护理,这个团队真的做到了视患者如亲人,所以每个患者恢复得很快。有这么优秀的团队,我相信这家医院一定能走得更远。

有相聚就会有分离,我恋恋不舍地离开了神经外科病区,有了这个病区的工作经历,我热情高涨地进入了神经外科急救中心,我相信在那里我又会遇到一群可爱的人,也会学到更多急救方面的知识及重症患者的护理技能。我期待着每一个故事的发生,因为在我的人生驿站中又将结识很多朋友,从而让我受益匪浅、回味无穷。

人文华山　特色护理

——我眼中的华山护理

宁波市宁海县第一医院　王丽

 导读

　　本文作者是我院的一位进修护理人员,这是她在华山学习期间的一份日记,共享在她的朋友圈。无论是华山的精细化护理管理还是具有特色的全程式健康宣教,都给作者留下了深刻印象。

　　勤工俭学的马灵同学告诉我:我们应该感到非常庆幸:我们在华山最好的一个科室——骨科病区学习工作。

　　记得正式学习前,教育处及护理部为我们能尽快适应医院的工作环境和节奏安排了岗前培训。总带教顾老师耐心亲切地带我们熟悉了医院内外的周边环境,并在华山哈佛楼前留下了进修护士们的合影。

　　正如华山护理部郎老师在2015年5月2日国际护士节读书报告会上的感言中所说的那样:我帮助你,给你作为一位患者获取应有的尊严;我帮助你,给你力量,给你战胜疾病的勇气。帮助你的过程也是我们自我成长的过程,是护理人员追求内心纯粹的过程。

　　记得刚入骨科病区报到时,在病区外休息区见到了有着一双美丽迷人大眼睛和精致妆容的梁护士长,面对面交谈时听到我的口音就问:请问你老家是在哪里?是汉族,还是回族?以后的学习中,我才知道,这是医院护理文化注重人文的一种体现。知道梁护士长对工作的热爱,是源于喜欢助人的一种纯粹胸怀和希望人们安康和平的美好信念。

医院精细化的管理理念贯穿每一个工作细节,上海式的精微细致体现在每一个细小之处,所到之处每个岗位人员对工作都一丝不苟、专心敬业。6S 管理体现在院内每一个工作场所。院感防控也遍布每一处病区角落和工作环节,医疗垃圾分类标示醒目、分类严格,人人自觉遵守。护理八大质控手册人手一本,科里每位护理人员都自觉熟练掌握,科室护士长每周及每月都有质控自查,护理部也要随机抽查;工作中遇到细节不完善之处,立即启动 PDCA 式流程进行完善。新入科护士及进修护士,由梁静娟护士长亲自带教,进行为期 1 个月的入科规范培训。各类物品、药品登记、医疗器材、床单元消毒、血袋登记的管理都非常规范细致,器材质控执行及登记也非常详尽规范。还有完善的护理电子书写系统,多种护理评估评分系统可供操作。病区设施及告示牌、走廊文化展示、住院手册、专科疾病宣传册等,一切围绕以患者为中心的理念。

完善合理的流程,对患者详尽的告知,工作人员科学的分工,使患者从办理住院那一刻起就享受了安心医疗。

其中华山护理最具特色的全程式健康宣教,贯穿着患者从办理入院手续到出院的每一个环节。第一直觉是有条不紊,清晰明确。从护理评估、入院宣教、术前宣教、术后宣教,到出院健康指导,加之出院后的定期随访,医护齐心协力、兢兢业业,共同为患者提供全程式医疗服务,而强大完善的院内网后备支撑也令人赞叹。

对疼痛的关注和分阶段的宣教、阶梯式的镇痛理念,更是华山骨科的特色护理专项,经常有外院组队来听梁静娟老师的经验分享。

花园式的工作环境,地处静安闹市中心,闹中取静,"人道·博爱·救死扶伤"的医院形象,以及一入华山花园便可见的"华佗再现"的石碑,无不体现着百年老院的文化传承。

在上海的每一个早晨里,不论放晴的明媚,抑或阴雨的绵绵,几乎每天叫醒我的不是闹钟,而是这首梁护士长分享给大家的《Everything I do it for you》。这首富有力量和感染力旋律的英文歌,每次打开,都会让我清醒而富有激情,焕发内在的能量,开始一天的工作与生活。

从心出发　用情守候

连云港第一人民医院　陶　莎

导读

本文的作者是一位护龄 8 年的进修护理人员,在观看华山护士自己排演的节目时,联自己的工作经历,感触颇多……

我是喜欢 5 月的,可能是因为 5 月里有着我们自己的节日。我是一名进修护士,我期待着 5 月 10 日,华山护士自导自演的节目……

终于有机会做一回观众,欣赏舞台上仿佛是自己主演的"护理人生"剧本。

看,那个年轻护士,那个刚刚入职、慌慌张张准备抢救的护士……"抢救无效,患者死亡""抢救无效……"

8 年了,当这一幕又一次出现在眼前时,眼泪还是不争气地会掉了下来。8 年前,在入职的第一个科室,我遇到了人生的第一次抢救,在家属无助的哀求声中,我跪在患者身旁,坚定又绝望地进行着心肺复苏,我多么希望自己这双手能将生的希望按进这个躺着不动的人的心脏,按进他的血脉,让他再睁开眼睛看一看,再看一眼这个世界。强忍着眼泪和怕被看穿心底的压抑,我不停地按压,期待奇迹的发生……"抢救无效",眼泪决堤,生命就这样从我手中溜走了。我那么努力,却没有留住他……护士长对年轻的我说:"是否稳一点",我坚定的眼神回答道:"我可以!"对,我可以! 藏起悲伤,收起眼泪,继续前行。

来上海前,结识了一个跟我年纪相仿的姑娘,是一个科研人员,刚工作、刚结婚,她很懂事,虽然家境不是很好,但她拒绝了网络捐助。她知道自己快不行了,但每天还是会对我说:等我好了,我要吃胖一点,这样才好看……多么年轻的生命,刚刚组建了家庭,科研项目还在继续,可是,我无能为力,我不能替她疼,不能替她吃饭,我没有灵丹妙药,我只有作为一名护士最简单的心愿——希望她能康复。但是,面对癌症,希望与绝望距离太近,近到让人窒息。每天给她做治疗时,我们都默契地故作轻松、强忍悲痛,结束时总想快点离开,害怕听到她终于憋不住呻吟,害怕她看见我软弱的眼泪。她走的那天我没去送她,听同事说她一直攥着我送的护身符,愿它护她在天堂快乐……

8 年前的我会因为人间的生离死别手足无措、泪眼婆娑。8 年后的我头戴燕尾帽,身穿白战衣,依旧穿梭在那没有硝烟的战场上。交班、接班、白天、黑夜,各种治疗,每天重复着相同的内容,进行着一样的战斗,生老病死,我为之努力。在苦中感受着呵护生命的快乐,在累中把握着生命轮回的航舵。

舞台的聚光灯下,华山 OPO 组织志愿者在分享他们工作的点点滴滴。2014 年华山全面开展人体器官自愿捐献工作,从零基础起步,到建章立制、人员培训、实施劝捐等各项工作的开展,逐渐摸索出一个具有华山特色的 OPO 管理模式。OPO 志愿者这支由护士组成的巾帼队伍,无怨无悔地将自己的休息时间投入到 OPO 工作中。在我们中国,器官捐献并没有被大众所接受,甚至被排斥。在这样的环境中,许多时候他们遇到的是不理解、不认同,是谩骂、诅咒甚至人身攻击。但是他们无所畏惧,一往直前,用特殊的方式帮助捐献者家属完成心愿,挽救等待器官移植者的生命。我们的护士。用他们质朴的情感,无疆的大爱,见证生命的重生、见证人性的升华。哪怕环境恶劣,哪怕荆棘丛生,他们风雨无阻。我很惭愧,多少次因为患者的不理解而心生埋怨,多少次因为工作烦劳而懈怠,又有多少次因为医患暴力而胆怯,甚至想要放弃这份职业,我与舞台上的他们,还存在很大的差距。护士,人称“白衣天使”,我想天使的肩上不仅仅背负着生命之重,还背负着患者的不理解、患者的痛苦、患者的不满意甚至是危险。我热爱这份工作,她的光荣,她的使命,我将一并承担,用心、用爱、用微笑、用耐心、用包容,为生命注入永远的光芒、希望和平凡的爱。

最后,舞台上响起悠扬的旋律,传来沉稳的朗诵:“当人们享受团聚的喜庆日,当大众沉醉在海上的平安夜,无不凝聚着我们,对生命默默守候和忘我的奉献,医务人员就是那不灭的灯,点亮生命中的每一处"。医院工会常务副主席创作的散文诗《不灭的灯》,气势磅礴而又情意绵绵。是啊,我们是不灭的灯,我就是那其中的一束光。这千束万束的光,在数不清的奔忙中,在无数个不眠的夜晚,在思乡的远方,在不倦的坚持中,在患者的康复中,照着,亮着,指引着⋯⋯这便是我们护理工作轰轰烈烈的辉煌。

一袭飘然白衣,一顶别致燕帽,一个胸牌某某护士,这就是我们的形象。我从心出发,用情守护我的每一位患者。

做一台感动自己的护士节盛会

护理部　任学芳

华山 5.12 国际护士节庆祝大会，一台以"不忘初心、继续前行"为主题的节目，走进了护士的心里，展现出华山护理团队积极向上、无私奉献的精神风貌。作为本台节目的主要策划者，每每回顾此情此景，自豪和感激之情油然而生，那几十个不眠之夜、那一幕幕感人至深的排练场景，至今还历历在目。

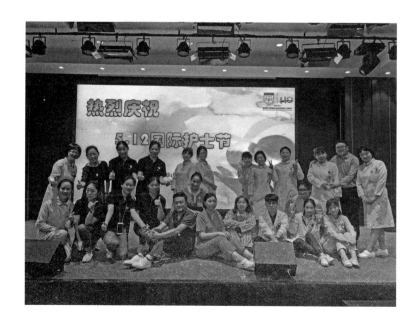

2017年4月，我着手策划5.12国际护士节的庆祝活动。当时我对自己有一个要求，就是充分利用这个平台，通过舞台，来真实再现一线护理人员工作、学习、生活中最为平凡的点点滴滴，展示他们的成长与挫折，展示他们的情怀与压力，展示他们的付出与收获，让大家真切感受护士也是有血有肉的人，也需要关爱和呵护，呼吁所有人在目睹护理工作平凡和繁重的同时，能够更加深刻理解他们的专业与不平凡——因为他们除了常规的护理工作，同样需要高深的专科技能和人文关怀。他们从事的是在医疗过程中促进患者康复的全部护理工作。

　　灵感源于生活，我从一线护士的读书报告征文中得到启发，他们的不畏困难、无私奉献，更加激发了我的创作热情，从而鼓励我通过小小的舞台来展现护理人员爱岗敬业的精神风采，弘扬正能量，提高护士的职业认同感和自豪感。

　　伴随着一个个难眠之夜，我的思路逐渐清晰了。

成长

　　成长是每个人的必经之路。新护士面临角色的转换，对他们而言，需要的是熟悉环境、胜任岗位工作，而对有年资的护士来说，重要的是鼓励年轻人，保护他们的工作热情，并为他们提供心理帮助，关注他们心灵的成长，让他们尽快融入团队，一起承担责任、一起成长、一起享受成功的喜悦。这是一位新护士的心声，也是一位具有心理指导师资质的护士长成功带教的案例。

一次特殊的投诉

　　护患是一对矛盾，两者互为依存，不可或缺，因而，有患者投诉是在所难免的。但这一次患者"投诉"的是入院5个多月以来，病房护士对自己无微不至的关怀，以至即将康复出院的她发出了来自内心的赞叹"如果称护士为白衣天使，那天使的双翼就是爱心与奉献。"其实这样的故事每天都在病房上演，每一位患者的康复出院，都离不开精湛的医术，更离不开日夜守护的护理人员。正如一位医生所言：护士不再是屈从于医生的角色，他们是护理的决策者、健康教育者、管理者、研究者，更是医嘱的监督者，护士姑娘们就像一阵温暖的春风，吹进每一个人的心里。护士面对患者时刻保持着灿烂的笑容，这微笑是翅膀，承载了千万个病患安康的希望！患者的称赞是对护士工作最大的肯定，也是对他们心灵最好的关爱。如果说教师是人类灵魂的工程师，那么护士就应该是病患身心的按摩师。

爱的信仰

这是一个来自器官捐献协调员护理志愿者的故事，讲述分布在医院急诊室、重症监护室、脑创中心等重症病房从事器官捐献协调这一特殊的护理志愿工作者的感受。对家属而言，逝者已逝，当务之急是入土为安，任何对逝者遗体的"破坏"都是不恭，是对逝者的亵渎。这也是千百年传统文化的习俗，应该得到理解和尊重。但理智告诉我们，同样有无数患者等待着通过器官移植来挽回生命。安慰逝者家属已经悲痛欲绝的心灵、让他们接受自己的亲人用另一种方式将微笑留在人间，是器官捐献协调员们的共同心愿。华山器官获取组织（OPO）成立3年多来，工作人员用自己那善良、真诚、进取、宽容、博爱之心，经历了多少甜酸苦辣、委屈挫折，帮助捐献者完成了心愿，也帮助受捐者挽回了生命。我们为有这样的护理志愿者而深感骄傲，也希望有更多志愿者加入这个团队。愿我们用自己的绵薄之力，将这一份爱传递给所有需要帮助的人。

PICC专科护士

在一般人的记忆中，对于护士职业的理解只是停留打针、发药这类常规工作上。其实，护理工作也体现了它的专科性，专科护士培养已经成为护理发展的一个必然方向。在临床领域具有广博的经验，先进的专业知识和高超的临床能力，能向患者提供高质量的护理服务，同时又提供咨询、指导的护士，一定会得到认可。但是由于医患关系紧张、工作压力大、护士职业的社会地位不高等因素，护理行业人才流失也是不争的事实。开展专科护士培养，为护士建立清晰的职业规划，对稳定护理队伍、提高护士的职业素养必将产生积极作用。护理是一个专业，是一个崇高而神圣的职业，每位从业者应该通过自身不断的努力，来展示其魅力，赢得全社会的认可和尊重。

不灭的灯

忙碌的一天过去了,夜色笼罩了大地。喧哗的城市渐渐归于宁静,可有一些灯是不灭的,这其中就有我们急诊室的灯。从高处俯瞰,永远可以看见它明亮夺目,时刻照亮着周围,照亮着需要急诊就医的患者的心,正如工会苏家春主席在诗中所写:

> 无数个节日,华山急诊的大门从未关闭,
>
> 无数个夜晚,手术中心的灯光从未熄灭。
>
> 当人们享受着团圆的喜庆日,
>
> 当大众沉醉在上海的平安夜,
>
> 无不凝聚着我们
>
> 对生命的默默守候和忘我奉献。

这是华山对社会、对公众的担当和责任,也是每一位华山护士的责任和承诺,我们将义无反顾,捍卫南丁格尔精神。最后,衷心感谢向我提供热心帮助的党委办公室、宣传科以及克服困难、花费大量业余时间参加排练的医生和护士,没有你们,不可能有这台精彩的节目。谢谢你们。

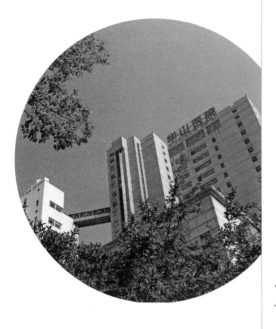

[第五篇]

爱心与奉献

以奉献扬青春，与华山同进步

这里，是没有硝烟的战场，生与死在无声中较量着，每日演绎的是一幕幕的悲欢离合；这里，又不是一个战场，有我爱人人，人人爱我的精神。本版块中的15名作者，我们可爱的护士们用行动告诉所有人，生命的价值在于奉献！即使重担在肩，即使身心疲惫，依然传递温暖，依然延展爱心。

华山护理志愿者服务，就是坚持不懈。无论是社区养老院还是基层医院，无论是援滇还是援菲，无论是赛事保障还是灾害救援，他们都甘于奉献、敢于担当，无处不彰显华山力量，无处不弘扬华山精神。

OPO是最美丽的死亡叙事，此时医学早已超越了技术，还原了原有的温度。无边的情感，无疆的大爱，见证生命的重生，见证心灵的成长。如果说鲜血凝结着深情，那么生命只能用无私去铸造。

有人说，做人最重要的是自我价值的实现。那一刻，当你发现你身边的人因为你而快乐的时候，你的心里也会快乐起来。你快乐，所以我快乐！

今天，我们这群最可爱的人，用对患者无私的爱诠释着救死扶伤的高尚情怀，以爱岗敬业、无悔付出展示新时代白衣天使的风采。为华山的未来祝福，向所有的坚守和奉献致敬。

华山之爱代代传承

老年病科　杨慧颖

 导读

　　张蕊贞先生曾先后担任华山手术室护士长、护理部副主任,是我院历史上第一位拥有主任护师职称的前辈。先生将毕生的精力投身于她所热爱的护理事业,我们从像她那样的老一辈华山护理人身上继承了天使之爱,并将继往开来,不改初衷,代代传承。

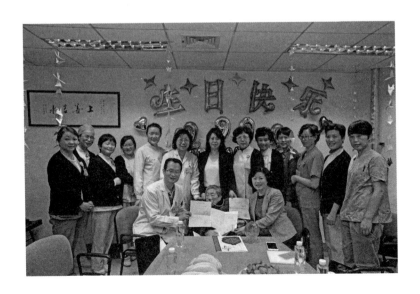

春光明媚的 3 月,华山护理四代同堂,为老前辈张蕊贞先生共同庆贺 90 寿辰。

张蕊贞先生出生于 20 世纪 20 年代,她将毕生的精力投身于所热爱的护理事业,是华山专科护理领域的点灯者与领路人。张蕊贞先生患有阿尔茨海默症多年,丈夫与儿子已去世,女儿在澳大利亚工作,一直独自居住在青浦养老院。十几年间,华山护理团队各个支部每个季度都会利用业余时间前往养老院探望张先生,风雨无阻,从不间断。随着年龄的增高,张先生的健康每况愈下,为了更好地照顾张先生,护理部决定将她转回我院精心护理。

2016 年,正值张蕊贞先生 90 华诞,由院领导牵头,护理部成立了张先生庆生筹备小组。我们先制订了庆生计划书,制作一套记述张先生事迹的 PPT,预订生日蛋糕和礼物,并向退休的护理部主任、张先生一些老同事等发出邀请。其次,我还特意与远在澳洲的张先生女儿取得联系,与她沟通了庆生会的事宜,她也为 PPT 制作提供了母亲的老照片。最后,我带领病房护士、护生共同折叠了 365 只代表良好愿望的千纸鹤,送上我们衷心的祝福。

3 月 3 日,老年科病房热闹非凡,院领导、护理部主任和护理部前辈均到场庆贺,并送上鲜花与祝福。一只只迎风飞舞的千纸鹤、一张张写满祝福话语的生日卡片,一声声"祝张先生健康快乐"的祝福,围绕在这位白发苍苍的老人身边。欢庆的场面让特意从澳洲赶来的张先生女儿感动不已,她深深感受到,这是个具有非凡意义的生日,也是她母亲最隆重的一个生日。90 岁蜡烛的烛光照亮了张先生的脸庞,在"祝您生日快乐"的歌声里,张先生的眼中闪动着晶莹的泪光,她轻轻地笑了……此情此景,不由让我回想起先生刚从养老院转入我们病区时,因阿尔茨海默症而神情淡漠,任谁和她交流都毫无反应。我们的护士看在眼里,急在心里,想办法,动脑筋,下定决心一定要让先生尽快好起来。每天清晨的一句床边问候,每次操作前的一声亲切交代,每个节日的一份贴心礼物,仿佛我们每个人都成为了她的孙女。1 个月之后,张先生对于我们的呼唤开始有了反应:一听到我们的声音就会准确地对视,同时发出"嗯"的单音节,偶尔也会回答一两个单词。每当这个时候,大家就像过节一样欢呼雀跃,"张先生会说话啦!"看着她日渐清晰的眼神,我们由衷地感到欣慰。

华山历来传承全程无缝隙的优质护理,始终把拉近护患关系作为日常工作的重要环节,让住院的患者感受到家一般的温暖。我们从老一辈的华山护理人身上继承了天使的关爱,将这份关爱之心反哺的同时,又传承给下一代年轻的护士们。

现在我和我的同事们比以前更加忙碌了,但我们收获了更多的感动和感激。我们每个人都像勤劳的小蜜蜂一样,辛勤劳动着。我们比以前更快乐了,我们找到了人生的价值。愿华山之爱在张先生和其他患者心中留下永不磨灭的温情。

华山之爱,继往开来;不改初衷,代代传承。

急诊室故事之谁是最可爱的人

神经外科　忻　弘

导读

　　华山急诊支援应急队成立已 10 余年,队员从最初的党员和入党积极分子发展到今天普通护士的积极加入,一方有难八方支援的精神鼓舞着每一位华山人。本文描写的正是一名普通护士作为应急队队员在急诊支援中的所见所闻,短短的篇幅,体现了急诊护士工作的辛勤与繁忙,他们用行动诠释着爱、责任和坚持。

　　在急诊支援的 3 小时中,我每时每刻都在被感动着,被我们的护士兄弟姐妹们感动着……

　　农历大年初三的下午 5 点,当大家还沉浸在过年的欢乐气氛中时

　　"叮铃铃……"医院总值班室的电话铃声急促地响起。

　　"急诊室告急,请速派人支援!"

　　电话就是命令,15 分钟不到,各个病房派出的支援人员已经来到急诊室集合完毕。

　　他们中有的已经换好了衣服准备下班,有的正赶去和家人团聚吃饭,有的晚上病房还要继续值班。可是,他们没有丝毫犹豫,换上白大衣,重新回到工作岗位,来到另一个战场。

　　这是一场没有硝烟的战斗。

急诊走廊的两旁早已经被各种简易床、躺椅、凳子占满，只留下一人通过的宽度，以至于迎面走过来一个人，必须侧身避让，才能不被撞到；每个空地都被占满，坐着的、躺着的，每个患者的边上都竖立着各式各样的输液架。

绕过重重障碍，好不容易来到一个比较开阔的空间，这就是输液室。门旁是一个护士站，对面是一排排座位，座无虚席，还有很多人站着等待叫号；房间里没有窗户，空气中弥散着汗臭味、泡面味、香水味；屋顶上几十盏日光灯白晃晃地照着，分不清外面是白天还是黑夜；墙壁上一面大显示屏，不停地跳动着红色的数字；角落里堆放着几个半人多高的医疗废弃物垃圾桶，不时见到身穿蓝色制服的清洁工来收拾，但是很快又会被换下来的输液袋、输液皮条填满。

几个白色的身影，穿梭于人群，显得那样匆忙。

只见一名护士回到护士站，刚准备喝口水，就被一名家属拉住："我们躺在化验间门口，麻烦你帮我换瓶水。"

"好的。"她放下水杯，穿过人群，仔细核对后换上新的补液。转身回来的一路上又被好几名病患拦下，"这里输完了。""护士小姐，还有我们，我们也快输完了。"

"好的，叫什么名字？"她一一地仔细核对患者的姓名，门诊号。

"这里帮我拔一下针。"

"好的。"她再次核对，"多按一会，按 2 分钟哦。"她细心地叮嘱。抬起头，远远的又有一名患者在对她招手了。

一圈回来，护士站的桌上又堆满了一个个输液篮，护士站又被人群包围了。

"98 号，98 号王林。"虽然她的嗓子快哑了，但是仍试图发出最大的声音。

"这墙上的大屏幕不是有提示吗，为什么还要叫号呢？"我不禁奇怪地问。

她笑笑，显然已经习以为常了。"有的老人不识字，看不懂。有的人不注意看屏幕，一不留神就过号了。过号了，就得重新排。"

"98 号，98 号！"

"这里，这里。"一个满头大汗，捏着一叠单据的中年人挤了进来。

人群骚动起来，有几个人挤到前面，"70 号有伐？"

"112 号有伐？"

……

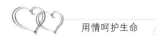

周围又响起了几个不耐烦的声音"都等了半天了，怎么还没好？"

"不要急，不要急，你们先来这边坐好，护士一会就过来为您输液。"简单的几句安抚后，她又端着静脉注射盘消失在人群中。

无数次的下蹲、弯腰、核对、解释。没有时间喝水，渴了，就用舌头舔舔干裂的嘴唇；没有时间坐下休息，累了，只是在打针巡回中，顿顿脚步，舒一口气。发髻松了，头发乱了，他们仍然全神贯注。每一次操作都严格执行"三查七对"，每一次操作前后都细心叮咛。他们奔忙得有些气喘吁吁，但是一到进针时刻，又能马上屏息静气，一针见血。他们因为呼叫患者，嗓子哑了，但是看着患者能及时输上补液，疲惫的脸上浮现甜甜的微笑。

用不着再繁复地一一举例，你们已经能够了解他们的工作，了解我们的护士们是怎么样的一群人。他们奋战在医院的各个岗位，急诊，手术室，重症监护室，病房……他们像战士一样执行着医嘱，像哨兵一样观察着病情，像母亲一样呵护着患者。

大道至简，大爱无疆。他们用行动诠释着爱、责任、坚持；诠释着人间真、善、美。

他们当之无愧是我们华山最可爱的人。

急诊室故事之真情温暖关爱

老年病科　樊　华

 导读

　　作为内地首档急救纪实真人秀节目，东方卫视开播的《急诊室故事》，真实反映了医务人员工作的点滴。作者在观看《急诊室故事》后，更加深刻地感悟到只要穿上白大衣，戴上燕尾帽，救死扶伤就是我们的职责，她将怀揣着对生命的敬畏之心，对患者的关爱之情，温暖每一人。

　　知道东方卫视开播《急诊室故事》，我早早地算好时间，坐在了电视机前面。家里人都很奇怪，说我天天在医院上班，看了那么多真实场景，为什么还要看电视里可能虚构的故事呢？不厌烦吗？我觉得自己作为一名医护工作者，对于每一位患者，也是竭尽全力，累了、病了的时候有抱怨、有牢骚，甚至回家时连路都走不动，但是坚持的这份信念，一直支撑着自己勇往直前。

　　作为内地首档急救纪实真人秀节目，《急诊室故事》的拍摄由 78 个固定摄像头，24 小时跟踪，直击常人视角无法触及的急诊室真实故事，我一集不拉地全部看完。回顾每一集都有许多感触和感动，就最后一集而言，谈谈自己的感想吧。

　　有一位中年妇女突然呕血被送入抢救室，病情来势汹汹，也许很快就会发生失血性休克这样的危急情况，但不管医生如何劝说，因惧怕插三腔管，她就是不配合治疗。然而我们的医务人员没有放弃希望，一遍一遍苦口婆心地劝慰她，一次一次地和家属做沟通工作，终于医务人员的努力没有白费，患者和家属

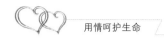

同意插管,把她从死亡线上拉了回来。由此也引申出一个话题:在疾病面前,我们这些专业的医务人员应该如何把握尺度,以一种让患者及其家属都接受的方式清楚明了地做好解释,及时完成救治。现在一系列医患矛盾的产生往往在于患者的不理解,医务人员的不解释,各自持有自己主观的想法,才造成了不良的后果。我们时常见到,患者的病治好了,医患之间的想法与做法也一致,但仍有患者家属大吵大闹、投诉谩骂。有的患者死亡或残疾了,也花费了不少钱,但仍对医生、护士心存感激,并送了锦旗,这是为什么呢?特鲁多医生的墓志铭:"有时是疾病,常常是帮助,却总是安慰",很好地诠释了这个问题。

我所在的老年科病房收治的对象中99%是慢性病,平均年龄81.5岁。老年科危重患者多。由于患者年龄偏大,又长期疾病缠身,迁延难愈。有的不能行走,长期与轮椅为伴;有的全身瘫痪,在病榻上度日如年,给家庭和自身带来了许多麻烦。很多患者性情焦虑,寡言少语,脾气暴躁,常为一点琐事大发脾气。然而,在这里却有一群真诚的白衣天使,开展了针对老年患者的人性化服务,在给患者治疗、护理的同时,提供精神的、心理的和情感的服务,把患者看作是有思想、有情感且生活在特定环境之中的人,最大限度地满足疾病之外的需求。我们利用工作之余,为老人们上课,带领老人们做康复操,与他们互相学习交流,用我们真诚的心,为老人播撒夕阳中的温暖。每次看到老人们无助与充满期盼的眼神,作为医护人员的我们,更能理解那种因为孤独而透露的无助与无望的忧伤,于是希望自己是他们的家人,以满足他们所有的期盼。我们走近老人身边,在一句句"爷爷、奶奶"中,使他们孤寂的心灵暂且得到一丝安慰。从老人们的眼神中,我们读到了他们内心的喜悦,他们似乎把我们当成他们的亲人一般,紧握住我们的双手,淳朴而厚实的笑容令人难以忘怀。我们心中为此时的自己倍感自豪,我们正在以不同的方式表达着内心的爱。

穿上了这身白大衣,戴上了这顶燕尾帽,救死扶伤、爱岗敬业,就是我们的职责。生命大于一切,本着对患者高度的责任心、爱心、关心,工作中手勤一点、腿勤一点,多看几眼,多说几句,用我们的耐心服务和专业知识获得患者的认可,是我们的最终目的。

《急诊室故事》完美收官,有意外,有感动,有希望,有泪水,有温暖,记录着人生百态。作为一名"白衣天使",我将永远怀揣着对生命的敬畏之心、对患者的关爱之情,去真情温暖每一人。

爱与生命的桥梁

——OPO 有感

肾病科　吉　莉

 导读

　　器官捐献协调员，一群特别的医护人员，面对死亡，也朝向新生；内心柔软，却意志坚强。本文讲述一名器官捐献协调员用她的努力与坚持，在大爱与生命之间架起了桥梁，只为让那美好的生命留存人间。

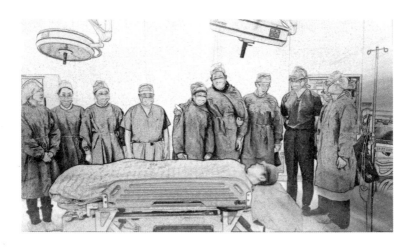

　　我是一名肾内科病房的护士。几乎是每天，都有透析的患者问我同样一个问题："我什么时候能等到移植啊？"每当此时，我总是感到很无奈，我不知道，我真的不知道，3 个月？6 个月？1 年？2 年？5 年？甚至 10 年？我只知道，肾源

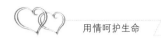

很紧张,所有可供移植的器官都很紧张。

2012年底,上海市启动了人体器官捐献工作。我接受了国家卫计委和中国红十字总会组织的非常严格的系列培训,顺利通过了艰难的考试,获得证书,成为一名器官捐献协调员。从此,急诊室、重症监护室、神经外科病房,这些最可能出现潜在捐献者的场所,就成了我经常巡回工作的地方。

协调员工作最艰难的不是利用休息时间跑哪些地方,而是我们一次又一次地被家属拒绝。面对即将离去的生命,面对即将失去亲人的家属,我们的出现是不是太不合时宜? 太过于残忍? 不! 我们都深切地知道,在另一头,是重生! 是另一个生命在急切地盼望,苦苦地等候! 为了让美好的生命留存人间,我们除了要有感同身受的情怀,还要有足够坚强的意志和屡败屡战的信念。

随着时间地推移,协调员劝捐的成功率在慢慢提高,在反复劝说下,捐献器官的最大利用也在一步步推进,最高的纪录是一位捐献者挽救了7位等待器官患者的生命。我们几位一直奔波在劝捐第一线的协调员在为患者家属的大爱感动的同时,也为自己的工作成绩而默默叫好。

曾记得浦东医院有位脑出血致脑干受压引流术后的患者苏先生,手术后颅内血肿依然不断在扩大,始终昏迷不醒,情况越来越差的他被临床诊断为脑死亡。OPO协调员蔡老师得到潜在捐献者上报的消息后,立即前往医院了解捐献意向。经过蔡老师的耐心讲解和反复沟通,当天晚上7点,苏先生那深明大义的儿子统一了全家亲属的意见,向我们提出了器官捐献的请求。

OPO团队的全体成员分坐3辆小车,冒着大雨,赶赴地处南汇的浦东医院。当我见到苏先生的儿子时,得知他父母离异后随母亲生活,受过良好的教育,对器官捐献也认可并支持,对父亲的爱则是深切而有些含蓄。小苏表明了捐献意愿后,还为我们团队能这么快就赶到表示了感谢。一切都是那样的顺利,我们不禁为小苏的勇气和大爱感叹。当我为小苏填写器官捐献同意书时,小苏突然向我提出他愿意捐献他父亲的所有器官,唯独不愿意捐献他父亲的角膜。当时我以为小苏不理解角膜捐献的获取流程,怕他父亲的遗容不能得到很好的展现,所以又向他解释了一遍流程和我猜测他的顾虑之处。"如果你愿意的话,你父亲至少可以让2位患者重见光明。"我这样劝慰小苏。小苏的家人在一旁也劝说他,但小苏却一直沉默着。我看着他低头不语,双手紧紧相握,就把其他家属劝离了办公室,希望小苏有空间再仔细考虑考虑,因为当时的我很想争取到苏先生的角膜,也许只差一丝努力就能成就此事。我们独处了一会儿,当我想再次劝捐时,小苏终于开口了:"吉老师,我之所以不愿意我父亲捐献角膜,是怕他以后看不见回家的路,你能明白吗?我已经为我父亲选择了挽救别人生命的道路,但我希望他在地底下能看见回家的路。"说完,小苏终于忍不住失声痛哭起来。我终于明白了小苏的顾虑,也理解了父母离异的他对父亲的那份看似内敛其实浓烈的爱,于是,我决定尊重小苏的决定,不再争取。

2天后,苏先生捐献的肝脏和肾脏,成功挽救了3个患者,拯救了3个家庭。得知这个消息,小苏的悲痛中有了些安慰和欣喜,他替父亲作出的这个生命中的最后决定,让苏先生的平凡人生变得不平凡。

最初成为器官捐献协调员时,我写下过一篇感想《坚持,只为让美好的生命留在人间》,里面提到过器官捐献协调员需要有强大的内心和足够的耐心,还要有坚持下去的坚韧毅力。多年后的我经历了诸多磨炼后,守住了这份坚持。

捐赠者在离开之际,留下了爱与奉献。我们能做的,不仅是将这种大爱传播给受赠者,而且还要将这种大爱传递给整个社会,因为这种爱震人心魄。

"爱"在两点之间

皮肤科　蔡燕敏

导读

　　一直以来,女性在家庭与职场之间的平衡是一个鱼与熊掌难以兼得的问题。医护人员由于工作的特殊性,这个问题尤为突出。本文以一个普通皮肤科护士的视角为切入点,讲述如何在天使之爱与舐犊之情间寻求平衡。

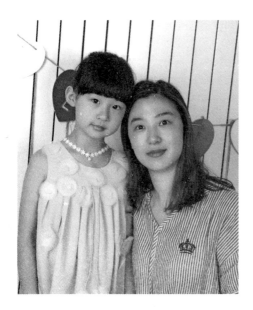

　　转瞬之间,女儿已满 6 岁,即将步入小学。在学做母亲的 6 年多时间里,我从一个养育孩子的门外汉,逐渐成长为一个自认为比较称职的妈妈。但作为奋斗在临床一线的我们能给孩子的时间真是少之又少,有时心中难免会有些伤感和愧疚。

　　说来惭愧,孩子进幼儿园的 3 年中,我只参加过一次家长会,其他都是由爷爷奶奶代替参加的。说起那次家长会的情形,直到现在我还历历在目。那天孩子放学回家,从书包里拿出一张通知单,奶声奶气地对着我说:"妈妈,给,这是学校发的通知,你看一下吧。"我说:"好的"。我一看这是家长会的通知,想也没想转身就答应她了,说:"妈妈知道了,你们老师是通知我下周一晚上6点到学校开家长会,那天妈妈上日班,下班早,肯定来得及到学校。"孩子听了很是开心。

像往常的工作日一样我们都在病房里忙碌着,下班前10分钟我还得瑟地跟我同事说:"一天又过去了,太太平平,今天下班后我还要去参加女儿学校的家长会呢,呵呵。"话音刚落,从6号病房跑出来一个中年男子,对着护士台大喊:"护士,快,我爸吃着饭突然昏过去了"。此时犹如利剑出鞘,护士们立马把抢救车推至床边,配合医生抢救:评估呼吸和循环,行心肺复苏术(CPR),迅速查体测血压,吸氧,建立静脉通路,心三联,呼二联……经过大家齐心协力的全力抢救,终于把患者从死亡线上抢救回来,这才松了一口气。这时我抬头一看墙上的挂钟,放下的心一下子又被提到了嗓子眼。天哪,已经五点多啦!我还要赶去学校呢!于是,我用最快的速度换完衣服,外套都没来得及穿、拿在手上就赶到医院门口,打车去学校。到了学校门口,一路狂奔去教室,只见孩子的小脑袋不停地往窗外看,看见我快到教室门口了就跑出来迎接我,手拉手地把我迎进教室,让我坐在她的座位上,显得格外激动。当时她同桌的家长没有来参加,孩子就显得格外沮丧,一遍又一遍地问我:"阿姨,您在学校门口看到我妈妈来了吗?"那天他妈妈本来答应来参加家长会的,可是工作原因最终没来得及赶来,让孩子白白盼了半天。会后孩子的情绪极其不好,他为了给他妈妈留座,还叮嘱我这个座位是给他妈妈的,谁都不能坐。而妈妈的缺席,无疑给孩子的热情浇了盆凉水。我看到他的眼睛里明显有了泪水,那应该是看到其他同学都在家长的亲密陪同下纷纷离开教室,自己却形影孤单而感到委屈吧。

从那以后,我终于明白,对于孩子而言,他们要我们做的并不多也不难,而是最简单的陪伴,让他们感受到被爱。即使我们的工作性质决定了每天的时间都不会清闲,只有上班时间没有下班时间,但只要想着家中有个可爱的孩子和她那期待的眼神,那种幸福感就油然而生,将一身的劳累都抛到九霄云外去了。其实,陪孩子的时间不在于"量",而是妈妈和孩子相处时所传达的爱的"质"。即便你与孩子在一起的时间有限,但只要在这短暂的陪伴中让他感受到浓浓的爱,孩子就会感到满足和欢心。因此,即使生活和工作再忙碌,妈妈们也不要忘记每天留出一点点"只属于你和他的时间"。

微笑天使在人间，慈心善意源华山

老年病科　倪　英

 导读

　　华山护理党总支由内科、外科、老年及综合 4 个党支部组成，在各个支部书记的带领下，开展了以"微笑天使在人间，慈心善意源华山"为主题的一系列志愿者服务活动。期间，我们走出医院、深入社区，用我们的知识、我们的爱心，将微笑与慈心留在了所到之处的每一个角落。

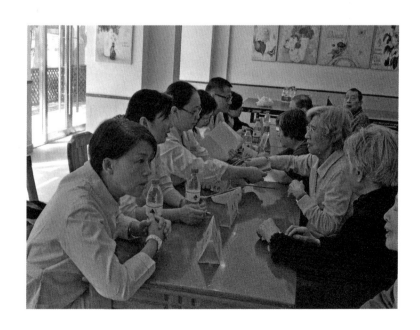

　　"微笑天使在人间,慈心善意源华山"是华山护理党总支开展的以义诊、慰问、授课、慈善义卖等方式为主题的一系列志愿者服务活动。在各党支部书记的带领下,先后与蝴蝶湾养老院、孙克仁老年福利院、乐宁福利养老院、徐汇区第一社会福利院、致康园、静安寺街道"邻里守望"党员志愿救护队等多个社会福利院和志愿救护队结对。多年来,我们持之以恒,为提高福利院老人生活质量,为提升致康园的孩子们的生活信念,为社区居民们普及一些急救的方法而努力着。

　　华山护理党总支与徐汇区第一社会福利院结对以来,已经走过数载风雨。无论是严寒酷暑,还是刮风下雨,党员志愿者们都会如期前往福利院慰问老人。为了使慰问服务取得最佳效果,每次慰问前,护理党总支都会进行精心的前期调研,了解福利院近期的需求,认真进行专门准备,以便给予最精准的指导。福利院的工作人员们都纷纷表示:华山的护士党员们每次都会给他们带去一场"饕餮盛宴"。而每一次慰问的高潮在于最后与老人共同做的健康操,那是护士党员们根据老人的特点,精心编排以适合老人做的脑卒中后康复功能锻炼操。每一次的健康操老人们都认真地学着,起劲地做着,完全忘记了自己的年龄,也完全忘记了自己身上的病痛。每一次慰问,我们的党员们还和爷爷奶奶逐一交流,让老人们的心不再感到孤单。我们用真诚和爱心为福利院的老人们送去温暖、送去欢乐,为他们注入了夕阳的温暖。每当活动结束、党员们离开的时候,老人们都依依不舍,细细询问下次再会的时间。

　　华山地处静安区,我们"邻里守望"党员志愿服务队采取结对帮扶的方式,从身边做起,走出医院,深入社区,先后为静安区 11 个街道和居委会开设了为期 3 个月的急救知识讲座,内容包括急救的原则和基本程序、中暑判断及急救知识、急救包中各类物品的用途和用法简介、各类伤害(扭伤、骨折、出血)的急救知识等。为了避免授课内容枯燥乏味,授课的党员护士们更是精心准备授课内容,反复演练,尽量使授课的内容通俗易懂,灵活应用,深受居民们的欢迎。

　　致康园是一所专为脑瘫儿童提供康复训练及住宿服务的社会福利性机构,护理党总支与其结对以来,不仅仅局限于义诊、送医送药,还每月固定时间,与专业的志愿者团队一起对脑瘫儿童进行康复训练,作为第二引导员照顾不同的患儿群体。在致康园周年庆的那天,我们党员以党支部的名义,举行了一场"帮助孩子实现一个心愿"的慈善义卖活动。在这场慈善义卖中,党员护士们有钱出钱,有力出力。大家纷纷将自家的小玩意、手工作品,甚至自己的珍藏品拿出来分享。为了这些孩子们,平时温文尔雅、举止大方的白衣天使们在义卖过程中真是判若两人,大家纷纷拿出了十八般武艺,有大声吆喝的,有卖力推销的,还有献上自己才艺的……一天下来,姐妹们的嗓子喊哑了,腿站肿了,可谁也没一句牢骚话,只为能将义卖的款项捐赠给致康园,从而帮助孩子们实现一个心愿。

一系列护理服务从医院延伸到福利院,延伸到社区的每家每户。每一次都受到了热烈欢迎和赞扬,也让参加活动的党员护士们获益良多。我们走出医院,深入社区,用我们的知识,我们的爱心,将微笑与慈爱留在所到之处的每一个角落。虽然我们是忙碌在第一线的护理人员,但是只要有志愿者活动,我们都会积极参与。如今,志愿者活动已经成为党员护士们津津乐道的"常规工作"之一,更多的入党积极分子也加入其中。我们的党员们发挥了先锋模范作用,践行了全心全意为人民服务的宗旨。这样的志愿者服务还将继续,这样的传统也将继续传承。

携手共进　惠民宣教
——优质资源向基层医院辐射活动纪实

护理部　任学芳

导读

　　华山护理党总支将优质化护理经验与社区医院共享,通过技术支持、人才培养、服务合作等方式,拓宽了社区护理人员的视野,在提高护理服务质量的同时,降低了社区老人享受优质护理的成本,真正做到惠民万家。

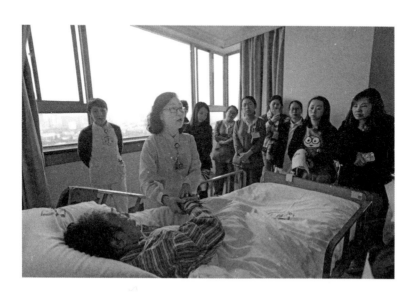

　　为深化护理专业内涵,整体提升基层医院护理服务水平,华山开展"优质资源向基层医院辐射"活动,即借助三级医院的护理资源优势,组织和推进华山护

理部与各社区卫生服务中心护理部的结对共建活动,通过对社区医院护理人员开展规范化培训,切实提高社区医院的护理专业水平,实现双赢。

在院领导的关心和协调下,由护理部牵头与静安区卫计委协商,确定了结对对象,同时商定召开"优质护理资源与社区医疗机构共建"前期准备会议。随后召开的准备会议一是决定建立共建活动的微信群,取名"携手共进、静安护理";二是确定活动的实施方案,主要内容包括送"教"上门,到基层医院组织专题讲座;邀请基层医院护士参加护理查房示范;根据结对医院需求,安排经外周静脉穿刺中心静脉(PICC)置管、伤口造口、糖尿病等方面的护理专家上门指导护理实践;与基层医院护士共享国家级学习班等。

华山护理部对这一活动十分重视,组建了资深护理专家和专科护士为主讲老师的讲师团,按照双方商定的课程计划送教上门。我院资深护理教育专家、伤口造口专科护士、老年科护士长、糖尿病专科护士等,分别前往南京西路街道社区卫生服务中心、曹家渡社区卫生服务中心举办健康知识讲座,讲授疼痛管理、压疮管理、糖尿病管理等多方面的知识。每一次授课,授课老师都会精心准备课件,同样,所有参加每堂课的学员也都风雨无阻地准时到达,大家都很珍惜这一次次宝贵的机会。虽然每一次的授课时间都只有短短 1 小时,但内容和安排上都十分精准,包括课件讲解与答疑。老师授课过程中,整个教室鸦雀无声,答疑时大家踊跃提问,老师耐心解答。我们还记得,在曹家渡地段医院进行疼痛、压疮方面内容的授课时,他们的主任医生也亲临课堂认真听讲,并与我们的授课老师讨论处理压疮伤口的方法。大家为提高结对医院的护理团队专科能力,也为引导社区居民建立健康生活方式而共同努力。尤其是糖尿病专科护士为社区护士和居民所作的《糖尿病患者的饮食宣教》的专题宣讲,更是引起参与者的共鸣,课堂上社区居民认真记着笔记,并对食物热量的计算方法提出各种问题,老师一一做了解答。课后,居民们表示受益匪浅。

9月下旬,华山护理部举办了为期 3 天的"第七届中国华山医院—美国麻省总医院护理学术会议暨首届伤口、静脉输液护理学习班",也为基层医院专业对口、具有一定基础的护理人员提供了更高层次的培训机会,帮助他们开拓视野。

在前阶段理论培训的基础上,我们还邀请社区医院护士观摩我院的护理查房,将理论与实践有机结合,切实提高基层护理人的专科水平。

　　活动实施至今，华山护理部与静安区静安寺街道社区卫生服务中心等 10 所社区医院结对并开展活动，已经有 220 余人次的社区护士接受了护理专科知识培训。

　　华山护理部与基层医院结对活动将持续开展。我们认为，建设和发展社区卫生服务中心是国家深化医药卫生体制改革的实际需要。随着社会生产的发展、医学的进步，人们对防病治病的认识逐步深化，医疗保健从个体向群体转变，寻求群体防治疾病的措施和方法，社区卫生服务正是适应这种需要而产生的。三甲医院的优质护理资源下沉，为社区护理人员开展规范化培训，必将切实提高社区医院护士的专科护理水平，规范其临床护理服务流程，深入推进优质护理服务的开展，引导社区居民建立健康的生活方式。

走进"阳光下的蝴蝶湾"

——党员志愿者活动

神经外科　王敏燕

 导读

　　近年来,随着人口老龄化的加速发展,在医院党委"医养结合"思想的指导下和组织牵头下,华山护理党总支的志愿者们纷纷走入养老院,为护理员们提供预防保健、康复护理等方面的培训。本文以一个普通党员的视角,分享在养老院志愿者服务中的一些感悟。

　　老吾老以及人之老,每一位老人都需要一份关怀。作为华山护理党支部的一员,我有幸在一个洒满阳光的午后,跟随护理党支部的各位优秀党员老师再次走进蝴蝶湾敬老院看望老人,同时结合敬老院老人们平时生活起居、安全等问题,为福利社的护理员精心准备了一场精彩纷呈的讲座。

　　首先由预防跌倒专家倪老师和疼痛管理专科护士梁老师,为敬老院的护理员讲解了"如何预防跌倒"和"疼痛管理"。讲课采用多媒体幻灯片、学术交流研讨等多种形式。他们通俗的讲解不但吸引了在座的护理员,也吸引了我。听课者们无不疾笔记录,生怕遗漏。授课中的提问环节,可说是全场的一个小高潮,有缺乏经验的护理员询问止痛药的不良反应,也有资深护理员咨询发生跌倒的现场处理。通过答疑解惑,让大家对老人的生活护理和安全管理都有了进一步的认识。

　　虽然敬老院中存在部分资源匮乏,但同为护理人员的他们,对新发展、新事物的学习渴望和热情却丝毫不减。敬老院负责人也表示这种模式的学习、交流、培训,让他们开阔了视野,更新了护理理念,增强了工作信心。

讲课结束后正逢老人们的活动时间,此时轮到我出场了。我特意准备了一套"康复功能锻炼操",边讲解边示教。在动与静的结合中,老人们活动开了。有的老人虽然腿脚不方便,有的还是坐在轮椅上,但依然仔细听、认真看,只要能做的都会跟着一起做。秋日的阳光透过树荫斑驳洒下,我好像看到有光亮在老人眼中闪耀。看着他们脸上洋溢的点点微笑,感受着心与心的碰撞,顿时觉得此次活动的意义深刻。党员护士立足于本职,把我院实施的优质化护理经验和专科护理技术,与基层社区福利院、敬老院推进共享,全方位推动基层护理水平的提高,为积极推进健康中国"十三五"规划建设贡献一份小小的力量。

通过此次活动,一方面,锻炼了我的能力,使自己在实践中成长;另一方面,不仅帮助了养老院的护理人员,更主要的是懂得了如何更好地完善自己、服务他人。在实践过程中,我也表现出些许不足,所以回到医院后会更加钻研学习,并不断深入实践,锻炼自己的能力,为今后更好地服务于社会打下坚实的基础。我们的现在就是老人的过去,老人的现在也是我们的未来,善待老人就是善待我们自己。提高敬老院护理质量水平,其实也是为这个日益老龄化的社会提供一份保障。学习即是生产力,只有通过自身的不断努力,不断提高自身的综合素质,才能在与社会的接触中,加快跟上社会的步伐。拥有爱心和耐心,才能扬起理想的风帆,才能驶向成功的彼岸。相信通过党员志愿者活动的不断延续和改进,我们定能建立起一个和谐美好的社会。

爱心一小步,道德一大步
——社区志愿者活动

普外科　欧阳佳

 导读

　　志愿者活动无处不在,只要你愿意做,愿意贡献自己的一份力量,就能以任何形式服务社会。本文讲述了华山一名普通的护士在工作之余,从身边小事做起,积极参加社会公益的故事。

　　"爆竹声中一岁除,春风送暖入屠苏。千门万户曈曈日,总把新桃换旧符。"新年里,翻阅朋友圈,大家都在晒吃饺子、贴春联、放鞭炮等,与他们相比,我好像显得更充实些。这次回家乡,同社区的阿姨们参加了一天拾垃圾的志愿者活动。经过这一天的活动,我才深刻感受到在大家欢度春节的时候,有些人早已把环保抛在了脑后,鞭炮的纸屑随地可见、厨余垃圾的危害竟也随手一扔。鞭炮的纸屑极难清理,有空隙的地方就有它们的存在,只能用小刷子、小铲子去清除,硝烟的味道久难散去,进一步造成了雾霾的形成。而厨余垃圾的危害更是罄竹难书,不仅臭气弥漫,而且放久之后更会招来蟑螂、鼠蚁等害虫。春节是中国的传统佳节,我们在愉快过节的时候,是否有想到过环卫工人呢?在这样一个举国欢庆的节日里,我们的随手一扔,让本就辛苦的环卫工人比平常的工作量更大,他们何尝没有家人,又何尝不想早点干完手上的工作和家人一起开开心心过年呢?所以我们一家积极响应这次由社区党委组织的环保进社区志愿者活动,以此来促进大家提高环保意识。

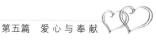

　　戴着手套和口罩，拿着垃圾袋和清理工具，我们每个人负责一小块区域。由于我没什么做家务的经验，一开始工作效率很低，经过阿姨们的指点，速度逐渐得到了提高。我的眼睛紧紧地盯着地面，搜寻着可以捡拾的垃圾。草坪和小道上的易拉罐、废水瓶、纸巾、果皮、食品袋等各种生活垃圾，很快都成了我的"战利品"。虽然寒风凛冽，但大家都干劲十足，在我们的共同努力下，小区的角角落落都被清理得干干净净，环境重新变得整洁有序，此刻大家的脸上都洋溢着"胜利"的笑容。

　　通过一天的志愿者活动，身体虽然很疲惫，但在精神上却很享受。把志愿者活动和做环保结合在一起，不仅可以学习和发扬吃苦耐劳的精神和无偿为人民服务的传统美德，同时还为我们身旁的环保作出了一些小小的贡献。人们往往喜欢在表面上谈环保这项活动，却很少有人真正愿意弯一弯腰，从自己身边的点点滴滴做起。之前认为拾垃圾是件很让人丢面子的事，但是在做完这次活动后，我的想法完全改变了，也许是亲身经历过，也许是自我投入过，瞬间觉得拾垃圾变成了一件光荣而神圣的事，看到整个小区因为我们的努力而变得干净，内心甚是喜悦。

　　我一个人的能力虽小，但积土为山，积水为海，通过大家的共同努力，能给身边的环境带来一点变化，我们自己也无比快乐。这样的活动我不是第一个参与者，后面也还会有无数的志愿者加入，并且也无法通过这一次行动就让天空变蓝、环境变美，我们只想通过自己微不足道的行为，来唤醒大家的环保意识，让大家能明白一个绿色的环境对我们和我们的后代有多么重要。保护家园，人人有责。活动虽然结束了，但环保意识永远在我的心中，我们应该时时处处发扬环保精神，争做一个环保先锋。

　　志愿者活动无处不在，只要你愿意做，愿意贡献自己的一份力量，那么以任何形式去做公益，去服务社会都是一样的。即使我们的力量有限，但只要拥有一颗做公益的心，哪怕是一句问候，一个搀扶，一次弯腰，都能为社会慈善、公益、福利事业、社会生态环保及建设和谐文明的社会贡献出自己的微薄之力。作为一名志愿者，在助人的同时，也是在自助，能使自己的思想得到升华。我会从自己做起，从小事做起，通过自己的尽心尽力，带动身边的人们，将志愿者活动做得更出色。

我参与，我快乐
——张堰镇志愿者活动

普外科　倪薇超

 导读

　　"赠人玫瑰，手有余香"，华山的南丁格尔志愿者们在付出的过程中，收获的是奉献的乐趣和被社会认可的喜悦。这些都无法用金钱和物质衡量，而是一种内在的精神价值。

　　冬日的清晨，魔都再次被雾霾笼罩，作为南丁格尔志愿者的我和张老师整装待发。今天我们将从华山总院出发，前往金山区张堰镇社区卫生服务中心，参与一天的义诊活动。随着迷雾渐散，我们也抵达了张堰镇社区服务中心，在简单地参观后便投入了忙碌的义诊工作。这是我第一次参加义诊活动，内心自然是激动无比的，一来可以学以致用，并通过参加志愿者活动来充实自己；二来可以了解现今社区的医疗环境和护理环境，对自己的工作也是有极大帮助的。

　　我的第一个岗位是做好外科医生的小助手，帮助医生们分类患者，帮助社区居民们测量血压，为他们做些健康宣教和疾病的介绍。由于社区的环境轻松，我慢慢地一边测量血压一边和居民们聊起了家常，并用通俗易懂的语言，将一些常见病、急性病的预防和护理作了宣传。虽然只是一些基本的护理操作和科普介绍，但是社区居民们感动的眼神，喜悦笑容，让我深深感受到他们对我们发自内心的欢迎。能将自己所学，帮助所需要的人们，才是学以致用的真正体现吧。

第二站,我和张老师来到了张堰镇社区服务中心的住院部。通过和社区护士们的沟通、交流,张老师针对当地住院患者的特点开展了护理查房,向同行们介绍了长期卧床、生活无法自理患者的护理要点和经验,这也是华山与张堰镇合作之后首次开展的护理方面的深入交流。在查房的过程中,我发现社区的护士不会特意叫患者的名字,而是会像熟人一样用昵称称呼患者。原来张堰镇社区医院的患者主要是来自周边社区的居民,以本地居民为主,护士和患者的关系不仅仅是护患,更多的是朋友、乡邻、长辈和晚辈。当然在操作中他们也是严格执行着查对制度,这些昵称仅仅是用在日常的沟通上。

第三站我们来到了社区的多媒体厅,指导当地居民和小朋友正确的洗手方法,通过洗手操这种简单易学的方法,告诉居民们洗手的重要性。随着音乐的响起,台上的医务人员和台下的居民共同舞动双手,热烈的场面达到了高潮。整个义诊过程反响热烈,卫生中心的同仁们用热茶款待我们,而作为志愿者的我们则用灿烂的笑容、规范的操作、热情周到的服务,赢得了社区居民和患者们的好评。

从张堰镇回来的路上,我的眼前一直浮现着居民们淳朴的笑容。参与志愿活动,仅凭一腔热情是远远不够的,扎实的专业知识和技能是每一个志愿者所必需的。所以,当我宣教的科普知识被社区居民接纳时,当我被爷爷奶奶叔叔阿姨们亲切地称为"小倪"时,这种被需要和被认可的感觉真好,这是我在做志愿者之后才真正获得并理解的。一个人的价值不在索取而在奉献,时刻去帮助需要帮助的人,做奉献爱心的事,我想这就是志愿者这个名词的真谛。

"送人玫瑰,手有余香",作为一名南丁格尔志愿者,能够走进社区,走进基层医院,参与志愿者服务,奉献的是汗水,体验的是感动,收获的是快乐,提升的是境界。

"志愿无境,大爱永恒,服务社会,提升自我",这就是我们华山南丁格尔志愿者们的闪亮名片。

燃情 12 年

——我在 F1 赛事保障的那些日子

急诊科　刘华晔

 导读

　　2004 年,被誉为当今世界速度最快、最精彩刺激的运动 F1 世界一级方程式锦标赛正式落户上海。而在其背后,是对医疗保障极为严苛的要求。本文讲述一名急诊护士在这 12 年中从一名懵懂好奇的保障新人,如何成长为一名经验丰富、稳健从容的老队员的故事。

　　记得第一次听到 F1 赛车(Formula One Grand Prix Championship, FIA,世界一级方程式锦标赛)赛事医疗保障还是在 2004 年的 4 月,这个名称对于已经在急诊工作了 5 年的我来说是个全新的概念。

　　带着些许困惑,怀着强烈的好奇,我参加了当时由卫生局开展的 F1 赛事医疗保障的培训课程。经过培训才知道,F1 大奖赛作为全球第一的赛车运动,集惊险刺激、智慧技术以及团队合作为一身。比赛中,赛车的直线速度超过 300公里/小时,如果出现事故,无论对于车手还是周围工作人员甚至观众都会有较大的危险。比赛时,沿着赛道共设有十几处医疗点,包括医疗快速干预车(FIV)、破拆解救队(ET)以及场内救护车等,同时还配有医疗中心和两架直升机作为救援保障,要求所有队员在第一时间作出反应。

　　记得当时的医疗中心开始只是一栋空旷的建筑,从无到有,白手起家,我参与了布局改进、房间的功能定位和仪器设施逐步到位的整个过程。正式比赛前我得知自己的专业角色是直升机转运护士,直升机转运当时可只是在电视里看到过,于是又参加了直升机转运伤员的相关知识培训,受益匪浅。F1 医疗保障人员不但要求专业技能知识扎实,还要求熟悉赛制、旗语、自我防护等知识,这样才能在意外发生时既能救治车手又能确保自身的安全。

　　比赛前一天,医疗保障队就进驻赛场,仔细检查设备,熟悉赛道环境。3 组 ET 解救队必须进行模拟和真人的训练,并接受国际汽联医务官的严格考核,考核通过方能开展比赛。F1 大赛垫场赛较多,所有队员每天天不亮就开始集结,一干就是一整天,往往超过 12 个小时的工作量。第一次医疗保障工作终于顺利完成,大家的汗水没有白流,我们受到了国际汽车联合会和上海市卫计委的充分肯定。

　　之后,我又作为一名直升机救护员,相继参加了每年的 F1 以及 Moto GP、A1、WEC 的现场医疗保障工作。其中让我印象最深刻的是一次在 F1 的赛事保障中,自由练习赛正在如火如荼地进行,医疗急救中心的对讲机突然响了起来:"有一名外籍车队技术人员外伤,马上送医疗中心。"正在医疗中心的各科医生立即行动起来,按照事先演练时的安排各就各位,等待伤者的到来。

　　几分钟后,救护车进入医疗中心,卷帘门立即落下,将无关人员隔离在医疗区之外。

　　伤者是玛鲁西亚车队的技师,在维修赛车时左膝部被转动的轮胎击伤,膝关节疼痛无法活动。被抬上诊疗床后,医生按照医疗救护程序进行了一系列检查,最后医疗主管(CMO)陈教授和医疗中心主管金教授得出了一致的诊断意见:软组织挫伤,未见明显骨折及肌腱断裂。经对症处理及情绪安抚后,患者的心情立刻转晴。在场的外籍车队主管及医疗官对如此高效、稳健的紧急医疗处理,都表示肯定及满意。

　　2016 年 4 月 16 日晚上,由 F1 中国大奖赛组委会竞赛部和中汽摩联医务委员会主办、复旦大学附属华山医院承办的 F1 中国大奖赛医疗保障 12 年回顾表彰大会在嘉定举行。一部 12 分钟的视频《回眸激情:F1 中国大奖赛医疗保障12 年回顾》带领我们深情回顾了 12 年的燃情岁月,我和其他队员被授予突出贡献奖,深受鼓舞。

　　回想起 12 年来的赛事医疗保障中的点点滴滴,心中百感交集。我也从懵懂好奇的保障新人成长为一名经验丰富、稳健从容的老队员。这其中有卫计委和医院领导的悉心指导,也有自己的努力学习;有队友间的相互支持,也有实战的历练。

重大赛事精彩刺激,但离不开幕后大量工作人员的辛勤付出,我们只是其中的一小部分,虽然早出晚归,日晒雨淋,但是每次就地解救、医疗中心急救、直升机转运这样一气呵成地完成救护保障并履行我们救死扶伤的使命时,那种自豪感充满心间。

爱 心 与 微 笑
——记一次人大医疗保障

内分泌科　沈　庆

 导读

　　华山作为中国红十字医院以及干部保健定点医院,每年都要参与各类医疗保障任务。本文的作者是一名内科护士,在一次人大医疗保障中,她用爱心和微笑圆满完成了任务。

　　在一个平静的休息日,我像平时一样在家里静静地看书,突然接到了护士长的电话。

　　原来我院接到为期一周的国家级医疗保障工作,需要立即组队,而我有幸成为了其中的一员。接到通知,我匆匆整理好行李,马上赶往医院集合点。到了医院,听取整个保障工作的计划与注意事项,与我同行的是呼吸内科的张医生。

　　作为医疗保障人员之一,我感到无比光荣,因为我代表的是华山,去为人大代表提供医疗保障。这次的医疗保障工作地点位于青浦区国家会计学院,负责接待我们及安排具体事项的是张老师。他首先向我们详细介绍了学习班的整体情况和日程安排,接着带我们来到一间学院公寓,这间公寓将作为这次保障的医务室,也是我们为期一周的工作室。

　　我们将从单位领到的各类保障设备及药品一一摆好,心里念叨,380名人大代表的保障工作,任务可不轻啊,这一周我们必须打起十二分精神,准备随时开

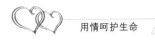

展保障工作。

这次医疗保障工作是我第一次参加这类活动,面对人大代表们我感到既紧张又兴奋。紧张的是,面对全国各地的 380 名代表,保障任务重大,担心遇到什么事解决不了,影响到代表的学习。兴奋的是医院能信任我,选择我参与保障任务,为代表提供专业的医疗保障服务。为此,在这为期 6 天的工作任务中,我一直兢兢业业、勤勤恳恳地坚守在自己的岗位上。

保障工作开始的第二天,晚上 8 点左右,西藏代表前来医务室寻求我们的帮助,他说"我到上海这几天,一直觉得有点不舒服,头疼脑热的。"然后,我给代表测了个体温,体温测下来有 37.5℃,张医生给这位代表听诊一下,心肺均无异常,我们结合他的主诉和体征,判断西藏代表可能不适应上海的日夜温差以及比较潮湿的气候而有点感冒症状,于是为他开了些感冒药,并叮嘱他多喝温水,注意休息,平日饮食清淡一些。两天后,再次遇见这位代表,他已经恢复得相当好,完全不影响他的学习。他说初来上海,地域的差异让他颇不习惯,那天就诊后听到我们的悉心嘱咐,感到无比的温暖和贴心。听了西藏代表的鼓励,我一直忐忑着的心得到了宽慰,我的认真观察、悉心护理得到了肯定。

在接下来的日子里,由于天气略有变化,昼夜温差大,还有几位代表有些感冒并伴有咳嗽,我们都慎重处理好每一位代表的病情。总体来说,整个医疗保障非常顺利,终于圆满地完成了这次为期 6 天的医疗保障任务。

通过这次医疗保障,我得到了锻炼和成长,深刻体会到什么叫"三分治疗、七分护理",而我们护理人员在患者的整个医疗过程中也起着十分重要的作用。我也下了决心,只要有机会有时间,就一定再争取参加这样的志愿者活动。在志愿者的快乐岗位上,我会用自己的微笑去感染他人,并将这种微笑传递下去。微笑,简简单单地嘴角上扬,就造就了世上最美丽的风景。

勿忘初心之援滇纪事

感染科 黄 莺

 导读

　　自 1999 年起,华山先后派出多名医护人员至云南迪庆藏族自治州、思茅区、红河县、文山县、嵩明县、腾冲县、蒙自县等地区支持医疗建设。本文的主人公作为一名援滇护士,在嵩明县人民医院指导、开展护理工作,以实际行动诠释了"初心不负"的誓言。

　　当飞机稳稳地降落在上海虹桥机场时,为期 3 个月的云南支边生活告一段落。回忆在云南 90 多个日日夜夜的经历,奋战在边区医疗第一线的情景,一幕幕生动地浮现在眼前。

　　10 月的一天,阳光明媚。告别了前来送行的家人,医院、护理部的领导及同事们,我和另外 5 位内、外科医生组成的医疗队,一起踏上了远赴云南的援滇医疗征程。

　　这支队伍是卫生部援滇医疗项目华山派出的第二批人员。早在出发前院领导已详细介绍了援滇医疗的目的。作为一名华山人,尤其是作为医院第一位援滇护士,我感到无比荣耀,同时也为即将面临的生活、工作感到忐忑。

　　出发前,时任护理党支部书记的王老师就给我打"预防针",她说:"你们这个年龄的人,没有经历过贫苦,没有下过乡,那里的生活、工作与上海有着天壤之别,你要有充分的思想准备。"

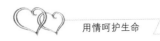

为此,我在网上查阅了我所要去的嵩明县人民医院的资料和云南生活概况,做好了出发前的准备工作。

突发事件

在我出发前的一周,读初中的儿子在上体育课时候摔倒,CT 诊断为"骨盆骨折",需要卧床休息 1 个月。这让我左右为难:一边是需要照顾的孩子,另一边是已经全部安排就绪的医疗队,我该怎么办? 犹豫不决之时,我的先生对我说:"你就放心到云南去吧,儿子我会照顾好的。即使你不去云南,你也不可能天天陪在他身边,所以不要因为你个人影响了医院的工作"。作为母亲和妻子,至今我都感到对儿子和先生都有一份亏欠。幸好,一个月后儿子在爸爸和外公的精心照料下,恢复得很好,让身为母亲的我能够在云南继续安心工作,同时把这份母爱传达给当地的患儿。

无私帮助

到达嵩明县人民医院后,我们受到了院领导及各方的热情接待,被他们对援滇医疗队的高度信任所感动,同时又被当地患者尤其是农村患者缺医少药的现实而感到无助。

就在医疗队开展工作的第三周,我们收治了一位年仅 19 岁的隐源性肝硬化伴重度门静脉高压、反复出血的患者,并开展了嵩明县第一例脾切除加门静脉断流术。对这一特殊的重症病例,护理工作从患者的体位、导管的护理、病情观察、补液量的控制、中心静脉压的测量等方面全面展开。对于当地护理人员在护理中的不明之处,我都一一进行手把手的带教,并结合此病例开展了县医院的首次护理教学查房,加强临床护理实践,协助提高临床护理的质量,保障患者安全。

在医疗护理中,我们同时也了解到,由于患者家境贫寒,无法承受全额医疗费用,为此我们主动捐款并为他争取到了医院最大程度的医疗费减免。当患者出院那天拉着我们的手,满含着眼泪连声说"谢谢您,谢谢您"时,我们所有的疲惫都已忘却,心里被感动及所取得的成就填满。

倾力相助

云南嵩明县卫计委下属有 12 家县级医院、乡村卫生院及民营医院,在县卫计委的支持下,我跑遍了这 12 家医院,对每家医院进行护理管理工作的指导,并将我院一些先进的、当地可行的管理经验与方法毫无保留地进行交流,帮助当地医院及管理者能更为规范地开展护理临床工作。在整个走访中,我结合所闻所见以及乡村卫生院的实际情况,拟写了一份可行性建议并制订了相应的质控标准,以书面形式上呈至嵩明县卫计委,希望能给管理者一些实际的参考。

云南艰险崎岖的山路,湿热的雨季,不便的生活,对我来说是一种磨炼。`但看到患者病愈后的笑脸,我们收获的是救死扶伤的快乐和各民族患者与家属们真挚的感激。这一切,都让我感到欣慰与充实,更有作为一名华山人的自豪。

大道至简,却非人人可以做到;初心难寻,愿勿忘,且不负。

杏林有爱之援藏纪事

手术室 王 烨

 导读

"杏花春暖援洛情,大爱无疆筑丰碑",本文主人公作为华山第一名援藏的男护士,为西藏洛隆县人民医院手术室的布局和流程规范作出了贡献。

洛隆县,西藏自治区昌都市下辖县,离西藏自治区首府拉萨1 256公里,平均海拔4 000米,这是个尚处于发展中的县城,到处尘土飞扬,完全不是想象中的云淡风轻。好在中远集团的援建,让这里有了自来水厂,但时常停水,三天两头没电、没网络,再加上高原的缺氧情况,使得生活在这里困难重重。但是国家的援建已经让这里有了很大的变化,大家都很有信心,要把这里建设得更加美丽。

7月11日,是我们援藏医疗队刚到洛隆的第6天。海拔3 750米,缺氧,队员罗医生正在病房充氧气袋准备拿回去午休时用。一阵急促的脚步声,让警惕的罗医生意识到有状况发生。"您是上海华山医院来支援的医生吧? 有个无法排尿的老先生,我们导尿管插进去都是血和脓,我们不会弄,能帮我们一下吗?"看着护士紧张的神色,罗医生马上赶去查看患者的状况。

简单询问病史后,鉴于当地医护人员反复尝试导尿未成功,罗医生在第一时间联系了我们医疗队。队长茅医生是泌尿外科医生,听到这种情况,他忍受着初到高原的不适,立即起身赶往离住处1.5公里的医院。

这是一位 80 多岁的老爷爷,进行性排尿困难数月,无法排尿 1 天,有排气、排便。消瘦的身躯,胀满的膀胱,让他的肚子像座山丘一样显得如此扎眼。10 年前有过类似急性发作病史,当时赶了 300 多公里的盘山公路去昌都市人民医院,留置导尿管后,解决了问题。

由于县医院的医生没碰到过此类情况,我们便和茅医生一起边体检、边教当地的医生和护士进行腹部叩诊,在没有超声等辅助检查的情况下,通过体检了解腹胀的大致原因。

在基本排除消化系统原因引起的腹胀、考虑为急性尿潴留之后,我们迅速判断需要留置导尿。准备好材料后,我们再一次边口述、边示范如何进行留置导尿的操作。需要注意的是,目测有近 1 000 毫升的残余尿量,一次性排空会引起血尿等诸多并发症,而当地两位医护人员对于导尿的相关注意事项又知之甚少。于是,我向患者家属及当地医生、护士交代了导尿后的注意事项。

准备离开医院前,我再次去查看了患者,叮嘱前期间断开放和后期夹管训练等注意事项。看着患者瘪下去的肚子,我不禁露出了笑容。想想,因为我们的到来,他不用像 10 年前一样,赶大半天的山路去市里看病,而在当地就能处理,这对百姓是多么实在的益处啊!

转眼间到了 9 月,洛隆迎来了秋季。碧天的云,蛮荒的山,草木被秋霜洗黄,空气中的氧含量也悄悄地降低,我们 5 位援藏医疗队队员在到达洛隆 2 个月后再次体验到了缺氧的感觉,但这并不妨碍大家想要提高洛隆卫生服务的目标。最艰苦的地方正是祖国最需要的地方,来到这里,我们任重而道远。

2 个月的时间里,我着手对手术室的布局和流程进行改造。首次规范了洛隆县人民医院的护理记录单、麻醉文书,包括术前访视、麻醉知情同意书、麻醉记录单、麻醉总结及术后随访等,逐步完善了手术室的配备。在有限的设备条件下完善了对患者的相关检查,并对手术室进行了消毒前和消毒后的空气培养,测定通过臭氧消毒后菌落计数为 0,达到了手术的要求。本次援藏之行最主要的任务之一就是帮助当地医院手术室顺利开展手术,在手术室符合手术标准后,医疗小组准备为一名男性包皮挛缩狭窄患者实施手术。但在要接患者的时候,医院突然停电了,这下可真急坏了我们。我和茅医生赶紧找到医务科主任,商量能否使用发电机来确保手术室有电可用,得到的答案是:可以!不一会儿,电力恢复了,这下我们心中的大石块总算落了下来。手术原先按照局部麻醉下包皮环切术方案进行,由于患者年龄偏小,术中配合度差,经茅医生和罗医生商讨后共同决定,术中改为静脉麻醉,以确保手术安全。手术十分顺利,患者恢复良好。洛隆县人民医院的医务人员参与了手术全过程,从送手术通知单、接送患者到手术进行,整个流程的实施正确度有了很大的提高,打破了多年来零手术的状态。手术虽然不大,但对手术制度及流程的整体完善、对提高洛隆县卫生服务质量都有重大意义,为今后继续开展更多、更复杂的手术打下了坚实的基础。

华山援藏医疗队的到来,为促进当地医疗卫生的发展作出了积极而重要的贡献,同时也为华山与洛隆同胞搭起了长久友谊的桥梁。其中的多项工作还得到了洛隆县电视台等多家媒体的报道。鉴于我们的表现,医疗队受到了中共洛隆县委、洛隆县人民政府高度评价与赞誉,全体队员都被授予"优秀援洛医务工作者"荣誉称号。

首批援藏医疗队顺利返沪后,洛隆县人民医院院长及县委书记又先后带队对华山进行回访,并代表中共洛隆县委、洛隆人民政府向华山援藏医疗队授予"杏花春暖援洛情,大爱无疆筑丰碑"的锦旗,传递广大藏族同胞对华山援藏医疗队的认可和对华山的深深感激之情。

逐梦青春　无悔华山

神经外科　陈裕春

 导读

　　2013 年菲律宾遭受"海燕"台风侵袭后,华山的红十字医疗队走出国门,完成了新中国成立以来的第一次国际救援。文中的主人公以他的热血、无私的奉献博爱之心和无悔的青春,践行着华山人对南丁格尔的誓言。

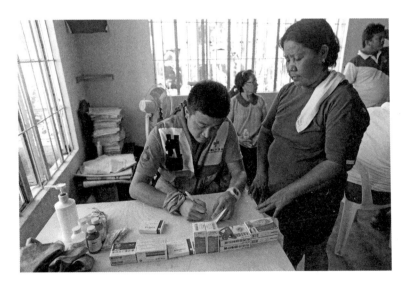

　　2013 年 11 月,菲律宾遭"海燕"台风肆虐,华山作为中国红十字会直属医院,奉命组织医疗救援队远赴菲律宾开展救援工作。而我作为医疗队的一员整

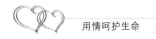
装待发,这是我时刻准备着的,也是我始终期盼的……

2006年,我走出护理学院的校门,加入了华山护理的大家庭。10余年来,在护理工作的岗位上,我从青葱懵懂到日渐承受,挥洒着热血和青春。

记得2007年年初,华山正式成立了中国红十字医疗紧急救援队,作为少数的几名男护士之一,我第一时间报名并很荣幸地成为救援队的一员。从此,我认真参加救援队每一次的理论知识、急救技能培训;参加每一次都极其考验体力的长途拉练;参加每一次逼真的实战演练。我还利用大量的业余时间,比其他护理人员更加努力地付出。正因为我的勤恳努力,不仅学到了更多的救援知识技能,强健了自己的体魄,同时也得到了单位领导和同事的认可。

"海燕"肆虐之时,也是我踏上征程之路的时刻,我已经做好了充分的准备。这次救援是我们华山的救援力量在1990年后再次走出国门,也是我国向国际社会承诺派出紧急医疗救援队后,首支由上海开拔的救援队。我非常荣幸地被选拔为此次医疗队的一员,代表新中国护理人员深入灾区,在异国的土地上发扬一名白衣天使救死扶伤的职业精神。

在为期2周的援菲人道主义救援工作中,生活条件异常艰苦,我作为一名华山人,始终坚持发扬华山人"招之即来、来之能战、战之能胜"的优良传统,每日辗转数十公里,接诊灾民百余名。虽然任务重、压力大、条件差,但我和我的战友们一致感到:累并快乐着。

救援初期,最重要的工作就是搭建救援营地和医疗救援帐篷。而我们刚拖着疲惫的身躯来到了一个完全陌生的国度,对于营地的选择和工作的开展毫无头绪,但是红十字的志愿服务精神是无国界的,在得知我们的困难以后,很多当地的红十字志愿者主动帮助我们。在他们的帮助下,飘扬着"中国红十字国际救援队"旗帜的医疗营地终于建立起来了。由于所建营地周围先后已有17支其他国家的医疗救援队驻扎过,所以前来寻求救治的大多是要求换药的患者和在参加志愿救援任务中受伤的志愿者。通过走访和了解,发现在一些偏远、交通不便的小乡村还没有任何医疗队进驻,那里也非常需要我们的帮助,所以我们立即决定以救援营地为中心,充分发挥红十字志愿者不怕吃苦的精神,深入那些困难地区为灾区人民服务。

接下来的十几天里,我们一直采用"中心设点,四面开花,轮流休整"的策

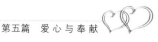

略,先后覆盖了十几个村庄。在一个叫杜拉格的城市,我们在社区会堂建立了医疗点后,立即吸引了大量村民排着长队来问诊。令人震惊的是当地的医疗条件,不仅周边没有大的医院,连小型诊所也没有。"海燕"来袭后,情况更糟。排队的人流中出现了一位步履颤巍的小女孩儿被母亲牵着,一句话都不说,眼睛无助地看着医生。通过随队志愿者的了解,这是一个单身家庭,台风前就没有钱治病,现在更是雪上加霜。经诊断,孩子已高热两周,达到 39.3 摄氏度。我们立即将女孩转到救护所进行应急处置,并与"方舟"号联络,视病情发展随时准备转运院船治疗。

就每天这样四处奔波,深入偏远灾区为灾民排忧解难,早出晚归,又饥肠辘辘地回到营地,简单充饥和洗漱以后已是深夜。虽然天气燥热不堪,9 个人挤在一间屋子,但终于可以躺在床上,也算睡一觉了。可刚躺下,此起彼伏的蚊虫声又在耳边响起,"敌人"从四面八方袭来,很快身上就奇痒难耐。每每在这个时候,我们队员之间就充分发挥红十字精神,互帮互助,共同消灭"敌人",就当是一种对自己的救援吧!这十几天里,我们的医疗服务不仅覆盖了当地政府推荐的帕洛、杜拉格等地区,并且一直向更偏远、更底层的社区延伸。看来,无论我们在何方,只要植根社区、深入最易受损人群,真心诚意、无私奉献地为他们服务,就会赢得认同。

正是中国救援队无私、真诚的付出,获得了菲律宾政府和人民的高度赞誉。当地民众说:"中国人有一颗特别大的爱心"。我们也被誉为"最专业、最勤奋、最受当地民众欢迎"的国际救援队,这正体现了红十字志愿服务的精神。身为红十字志愿服务队的一员,身为一名男护士,我以南丁格尔为榜样,以自己的知识、技能、资源和时间,志愿帮助他人,服务社会,践行红十字人道、博爱、奉献的精神。

救援队队员赴菲律宾灾区的救援行动因表现突出,获得了中国红十字总会颁发的——赴菲律宾"海燕"救援的表彰。救援后的经验总结也是必需的,每次的经验总结都是为下一次的更加完善作准备。救援后的历练也将会继续,每一次的历练也为下一次的任务作好铺垫。

我无悔自己的选择,时刻准备着,准备着……

华山百拾年，我们的十年

心脏科　沈蕴之

 导读

　　透过无声的音轮,于不经意间,漫漫世纪一百拾年。这一百拾年,是华山解放与创新的百拾年,是华山荣耀峥嵘的百拾年,更是华山团结奋进、开拓进取的百拾年。本文中的护理团队只是华山大家庭中的一个小分队,下文是护士长分享的她和她团队的故事。

　　一片浮云,即使再变幻莫测,也抵不过天空的神秘;一颗细沙,即便再细腻顽强,也比不过沙雕的坚固;一株嫩草,纵然再勃勃生机,也没有草原的宽广。古人云:人心齐,泰山移,这就是团队的力量。

　　作为国际化精品医院,华山能够成为集临床、教学、科研为一体的领头羊,靠的是全院职工齐心协力的团队力量。

　　我所在的团队,是华山大集体中的一个小分队,也是我工作的重心所在,更是我在困境中涉险闯关的支柱和强大后援团。

　　十载春秋,作为病区的护士长,作为这个团队的一朵浪花,我把自己深深地融入进团队的浪潮中,带领我的团队,挑战风霜,迎接朝阳。

　　回首这十载的工作,虽然我们没有过人的丰功伟绩,但是团队中的每一个成员,都是我心目中的"精英",他们善良、美丽、真实,充满了爱和正义。他们就像一个个跳跃的音符,用自己的热情和执著,用宝贵的青春和才华,谱写出一首首交织

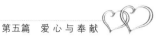

着喜悦与汗水、委屈和泪水的篇章,编织出一个个催人泪下、令人奋进的故事。

"千人同心,则得千人之力;万人异心,则无一人之用。"团队精神,无时无刻不在我们身边发挥着强大的力量。

记得 2011 年,一位肠癌晚期患者,确诊时已经全身转移,过了最佳手术期,只能靠化疗和对症治疗延长生存时间。肿瘤的侵蚀、疼痛的折磨、营养的匮乏、精神的煎熬、家庭的经济压力,将其摧残得形如枯槁、意志消沉。为了提高患者最后的生活质量,方便患者所需营养及药物的输注,我们为其放置了一条延续生命的静脉通路:PICC 静脉置管。但是,置管在为患者带来益处的同时,无形中也增加了很多麻烦。治疗间期每周需要给患者消毒冲管、更换贴膜、测量臂围、观察置管情况等。而患者的子女都在国外,又无临近的亲属照料,每周必须由年迈的老伴护送到 PICC 专科门诊,路途的遥远让力不从心的老俩口愁上眉头。这时团队成员纷纷出谋划策,积极设法为其排忧解难。最后,大家达成一致协议,每周由离患者居处较近的护士轮流上门,义务为患者进行维护。至此,不管是春暖花开,还是严寒酷暑,不论是晴天骄阳,还是寒风凛冽,都有我们团队的成员轮流上门献爱心。如果哪位成员家里有事,都有其他成员自觉顶替,让这接力棒绵延不断,让这份关爱牢牢维系。虽然,仅过了大半年光景患者就不幸离开人世,但在生命的最后时光,他无数次含着泪水,哽咽地感谢我们,向我们诉说,这是他过得最踏实、最暖心的一段日子。是啊,正是团队的力量,让这份爱心能延续下来。一个人的成功固然重要,但比起一个团队的成功来,是多么的不足挂齿。当我们在为团队付出每一份绵薄之力时,我们的力量感、幸福感和自豪感也油然而生。

"一人倒下,众人接力",这样的例子更是不胜枚举。团队中的每一位成员都以集体利益为重,给予彼此最大的关怀和支撑。团队中凡家有儿女老少、多事繁琐的,总会有成员主动和她换班;体质稍差、体弱多病的,总会有成员悄悄为她顶班;急诊抢救、突发事件,总有人会默默留下加班加点,没有人计较得失,因为大家的共同目标只有一个,那就是要为我的团队出力,要为缓解病患的痛苦、挽救患者的生命尽力。低谷时,我们想到团队,在团队中获取温暖援助;委屈时,我们依靠团队,在团队中摄取力量援助;成功时,我们宣扬团队,在团队中分享欢快喜悦……

一滴水，只有放进大海里才永远不会干涸；一个人，只有融入集体才能最有力量，这就是我们的团队精神。作为病区的护士长，我也是一滴水，平凡而渺小，但我更渴望把这个小小的团体汇聚成一股清泉，甘甜而美丽，滋润患者病痛的心灵，抚慰患者疾患的苦楚。我们获得的任何赞美，得到的任何奖励，都离不开团队20几位美丽姑娘的努力和辛勤付出。是团队的精神，才使我们的工作能得到肯定和包容。

华山的百拾年，是沧桑和成熟的百拾年。花开花落几度寒暑，百拾年风雨曾经，坎坷几何？华山的风风雨雨牵动着我们的心，华山的点点滴滴融入了我们的情，我们和华山一起渴望她的成功，我们和华山一起分享她的喜悦。她既像一位拥有深厚文化底蕴的老者，又像一个呱呱坠地的婴儿，前程似锦。而我，带领我们的团队，与华山一起成长、一起成熟。在团队的十年，也是我从脆弱到果断，从懵懂到干练，从迷茫到坚定，完善与蜕变的十年。一路走来，每一步都是泪水裹着的欣喜和骄傲，每一份收获，也都是集体智慧和团结的结晶。

幸福的人生本是相同的，一片欢声笑语、一起同甘共苦、一路有爱相随、一家其乐融融。亲爱的全体华山战友们，让我们揣着一份平和的心境，去发现生活的美好；让我们怀着一份感恩的心情，为团队积蓄能量；让我们在团队的呵护下，和谐、团结、融洽。在这片偶遇逆流的战场上，在这片生命与死神角逐的沙场上，我和我的团队，将一如既往，继续携手奋进。

我和你　并不相识
也许你是一片晚霞
弥映在天边，染红了天际
我只是一滴水珠
承载着你的余晖，反射出光芒

也许你是满坡的山茶
开成绚烂夺目一片
我只是株小草
静静衬着你春意盎然的笑脸

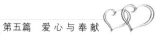

也许你是收获的金秋

硕果累累,满载幸福

我只是一丝秋风

轻轻吹拂你的发梢

我仰望你的风姿

你呵护我的柔弱

委屈,你为我擦泪

成功,我为你呐喊

世路茫茫本无心

是共同的目标让我们相聚相知

是坚定的信念让我们汇集交融

为了让世人免受疾患的折磨

为了给生命重新谱写璀璨的乐章

我们义不容辞

为我们的护理团队

奉献绵薄,歌唱辉煌

晨风吹响了续意的铃

东风吹得草又生

百年华山,百年风采

杏林飞燕,不忘初心

让我们心手相连,

展示天使的风姿,

让我们慷慨激昂,

谱写南丁格尔的梦想……

原创诗歌,至此献给华山医院110周年院庆

跋

  在祖国上下喜迎党的十九大胜利召开之际,华山护士们将2012~2017年5年间的护理心得与感悟凝聚成一本《用情呵护生命》奉献给社会、奉献给大众。在2012年,护士节诞生100周年之际,华山护士们曾以一本《用心守护生命》作为献礼。书中文字虽然朴素平实,但充满丰富的生命哲学思想。我至今仍然回味着那份感动,那不是来自于文字的优美动人,而是那些真实的、感人的、充满爱心的护士们的故事,以及他们崇高而伟大的事业得到社会认可,带给人们温暖、幸福的那份体验。

  2017年,在华山建院110周年之际,华山护士们再以一本《用情呵护生命》,作为华山百拾华诞献礼书。在"学习与成长"篇,我们看到从新进护士到资深护理专家的成长之路,他们在经历摔打、挫折和考验过程中,坚守初心,不怕吃苦,执著奋进,逐渐完成自我蜕变。在"服务与满意"篇,我们看到"优质护理服务示范工程"开展以来所取得的一系列成效,从量变到质变,时刻与生命同行。在"专科与安全"篇,我们看到伤口、PICC、腹透、血透等各个护理专科的发展之路,看到护士们带着对职业的清晰定位与专业的自豪感昂首阔步追梦中。在"交流与合作"篇,我们看到意气风发的护士们向全世界展示华山的国际化风采。在"爱心与奉献"篇,我们看到护士们选择奉献和高尚厚德,在勇敢和担当中彰显华山的力量与情怀。与5年前相比,这一本《用情呵护生命》让我们看到这群可敬、可爱的白衣天使们,正在护理这一崇高而伟大的事业中不断前进,更加成熟、更加优秀、更具有专业素养与国际视野,为他们加油,更为他们喝彩。

  在今年召开的上海市第十一次党代会上,韩正书记提出上海要建设成为"令人向往的、卓越的全球城市:建筑可以阅读,街区适合漫步,城市始终有温度。"幸运的是，在我们华山，有着红十字会老楼那样充满人文底蕴的百拾年历史建筑，有华山花园那样适合漫步的美丽花园，还有着一大批充满医学人文情怀、有温度的医务工作者们。本书中，我们可以感知字里行间流淌着的爱心与激情，平实地叙述着他们对生命的深刻感知与思考，伤怀关顾，抚慰心灵，搀扶着、陪伴着病患走过艰难与痛苦的日子；他们对护理事业深沉的热爱，专注专业，无私奉献，始终与患者并肩战斗，直至驱退死神；他们对美好生活有着真挚向往，向阳而生，逆光而行，不放弃对生活美好愿景的向往与追求，成为为患者点亮希望的提灯女神。当前，医疗卫生事业不断面临新形势和新挑战，华山这家百拾年老院在改革的大潮中也亟须转型升级，每一位护理工作者都有可能遇到困惑、感到迷茫。本书的出版恰逢其时，希望它不仅仅是护士职业精神的弘扬，更多的是展示传承和创新，在不断探索中培育出护士的职业个性——坚毅、奉献、自信与爱心；我希望它不仅仅是对过去工作成绩的总结，更是开启未来，指引护理工作者们继续思考、研究前进方向的指南，是探觅生命之路更加宽广的钥匙。

从 2012 年到 2017 年，从《用心守护生命》到《用情呵护生命》，我们看到了一次护士群体的绽放，一次心灵蜕变的记叙，一次团队成长的集中体现。我们看到华山护士们正在用奋斗的足迹，书写着无悔的人生；正在用优异的成绩，奉献给毕生追求的事业。美好是属于自信者的，机会是属于开拓者的，奇迹是属于执著者的。希望华山护士肩负起医疗卫生事业发展的使命和永续华山辉煌的责任，在工作岗位上不断展现出新的价值，在职业生涯中绽放出更璀璨的光芒！

顾十荦

2017 年 10 月

图书在版编目(CIP)数据

用情呵护生命——复旦大学附属华山医院护士文集/丁强,顾小萍主编. —上海：
复旦大学出版社,2017.11
ISBN 978-7-309-13308-0

Ⅰ.用…　Ⅱ.①丁…②顾…　Ⅲ.护理-工作-文集　Ⅳ.R47-53

中国版本图书馆 CIP 数据核字(2017)第 245669 号

用情呵护生命——复旦大学附属华山医院护士文集
丁　强　顾小萍　主编
责任编辑/贺　琦

复旦大学出版社有限公司出版发行
上海市国权路 579 号　邮编：200433
网址：fupnet@ fudanpress.com　http://www.fudanpress.com
门市零售：86-21-65642857　团体订购：86-21-65118853
外埠邮购：86-21-65109143　出版部电话：86-21-65642845
常熟市华顺印刷有限公司

开本 787×960　1/16　印张 16.5　字数 240 千
2017 年 11 月第 1 版第 1 次印刷

ISBN 978-7-309-13308-0/R · 1646
定价：66.00 元